皮肤病理学精要图谱
Atlas of Essential Dermatopathology

原　著：Kasia S. Masterpol
　　　　Andrea Primiani
　　　　Lyn M. Duncan
主　译：晋红中　曾跃平
主　审：刘跃华
译　者：王　涛　李　峰
　　　　杜　伟　朱晨雨
　　　　舒　畅

主译及译者单位
中国医学科学院北京协和医院皮肤科

北京大学医学出版社

PIFU BINGLIXUE JINGYAO TUPU

图书在版编目（CIP）数据

皮肤病理学精要图谱 /（美）马斯特伯原著；晋红中，曾跃平译 . —北京：北京大学医学出版社，2014.9（2022.1重印）

书名原文：Atlas of essential dermatopathology

ISBN 978-7-5659-0922-1

Ⅰ . ①皮… Ⅱ . ①马… ②晋… Ⅲ . ①皮肤病学—病理学—图谱 Ⅳ . ①R751.02-64

中国版本图书馆CIP数据核字 (2014) 第190210号

北京市版权局著作权合同登记号：图字：01-2014-3448

Translation from English language edition:
Atlas of Essential Dermatopathology
by Kasia S. Masterpol, Andrea Primiani and Lyn M. Duncan
Copyright © 2013 Springer London
Springer London is a part of Springer Science+Business Media
All Rights Reserved.

Simplified Chinese translation copyright © 2014 by Peking University Medical Press.
All rights reserved.

皮肤病理学精要图谱

主　　译：	晋红中　曾跃平
出版发行：	北京大学医学出版社
地　　址：	（100191）北京市海淀区学院路38号 北京大学医学部院内
电　　话：	发行部 010-82802230；图书邮购 010-82802495
网　　址：	http://www.pumpress.com.cn
E-mail：	booksale@bjmu.edu.cn
印　　刷：	北京金康利印刷有限公司
经　　销：	新华书店
责任编辑：王智敏　　责任校对：金彤文　　责任印制：李　啸	
开　　本：	889 mm×1194 mm　1/16　　印张：8.5　　字数：235千字
版　　次：	2014年9月第1版　2022年1月第2次印刷
书　　号：	ISBN 978-7-5659-0922-1
定　　价：	80.00元

版权所有，违者必究

（凡属质量问题请与本社发行部联系退换）

译者前言

皮肤组织病理学在皮肤疾病的诊断中具有重要的地位。要想成为一名优秀的皮肤科医生，掌握基本的皮肤病理学知识必不可少。《皮肤病理学精要图谱》是一本皮肤组织病理学的入门书籍。与国内其他皮肤组织病理学入门书籍所不同的是，本书有大量的手绘示意图，易于记忆，可让读者特别是皮肤病理学初学者迅速掌握各种皮肤疾病的诊断要点。本书原创的许多示意图，形象生动，体现了医学与艺术的完美结合。此外，书中还有大量的表格总结各种皮肤疾病组织病理的诊断和鉴别诊断要点，适合作为案头参考书籍使用。由于其诸多的优点，我们特地将其翻译出来，向国内同道推荐。

中国医学科学院北京协和医院皮肤科是国家重点学科，也是中国医师协会皮肤病理培训基地。本书的译者多系我科的青年医师。在大家的共同努力下，本书得以面世。由于译者水平有限，一些不足之处难免存在，恳请批评指正。

晋红中　曾跃平
2014年7月于北京

原著前言

《皮肤病理学精要图谱》以一本素描集为基础，该素描集产生于麻省总医院签发皮肤病理报告的教学过程中。在显微镜下阅读切片时，Duncan医生常手绘草图以归纳诊断要点。多年前她就绘制了一本包含这类教学模板的素描集。随着时间的推移，许多学员陆续复印该书。Szyfelbein Masterpol医生和Primiani医生将该书从一本由手绘素描图和表格组成的手册变成了一本包括概要和组织病理图片的彩色图谱。他们对编辑此书赋予了满腔的热情，并做了大量的基础工作。

本书内容以麻省总医院皮肤病理学组最常遇到的疾病为基础。本书并不想包罗万象，但希冀成为一本诊断性皮肤病理学精要的提纲性和图谱类书籍。每一章均简要，只占两三页篇幅，专注于要点。同时包含了特殊染色、免疫组化标记物的各种表格及一个术语表。

希望本书能成为皮肤科和病理科各个层次学员（无论是学生还是住院医生）的一本皮肤病理学入门书。

Kasia S. Masterpol，医学博士
Andrea Primiani，医学博士
Lyn M. Duncan，医学博士

于美国马萨诸塞州波士顿市

致 谢

感谢Rosalynn M. Nazarian医学博士帮助制作上皮增生性疾病的免疫组化图表。感谢Irwin Roth医学博士提供棕色隐遁蜘蛛的图片。

目 录

第一部分 解剖学
1 基础解剖学 2
2 附属器解剖 4
3 甲解剖 6

第二部分 感 染
4 寄生虫 10
5 寻常疣 12
6 单纯疱疹病毒 14
7 浅表真菌感染 16
8 曲霉病 18
9 深部真菌感染 20

第三部分 非感染性炎症性皮肤病
10 大疱性表皮松解症 24
11 棘层松解性疾病 26
12 自身免疫性大疱性皮肤病 28
13 汗孔角化症 30
14 界面皮炎 32
15 苔藓样皮炎 34
16 银屑病样皮炎 36
17 穿通性皮肤病 38
18 非感染性栅栏状肉芽肿性疾病 40
19 7L——7 种具有浅层和深层血管周围单一核 / 淋巴样细胞浸润
  的疾病 42
20 血管炎和血管病 44

第四部分 结节性淋巴样增生性疾病
21 淋巴细胞抗原 48
22 皮肤淋巴样增生和淋巴瘤中的淋巴样滤泡 50

第五部分　上皮增生性疾病

- 23　上皮增生性疾病的免疫组化染色 ……………… 54
- 24　光线性角化病 …………………………………… 56
- 25　光线性角化病向鳞状细胞癌进展 ……………… 58
- 26　外阴非典型增生和瘤变 ………………………… 60
- 27　表皮内巢状增生性疾病 ………………………… 62
- 28　组织学表现为原位鳞状细胞癌的临床鉴别诊断 … 64
- 29　基底细胞癌（BCC）分型 ……………………… 66

第六部分　附属器肿瘤

- 30　皮脂腺肿瘤 ……………………………………… 70
- 31　皮脂腺痣 ………………………………………… 72
- 32　外泌汗腺和顶泌汗腺肿瘤 ……………………… 74

第七部分　间质肿瘤

- 33　真皮梭形细胞肿瘤的免疫表型 ………………… 78
- 34　纤维性丘疹（血管纤维瘤）…………………… 80
- 35　血管角化瘤 ……………………………………… 82

第八部分　黑色素细胞增生性疾病

- 36　雀斑样痣和雀斑样痣样损害 …………………… 86
- 37　真皮树突状黑色素细胞增生性疾病 …………… 88
- 38　发育不良痣诊断标准 …………………………… 90
- 39　发育不良痣的黑色素细胞分级标准 …………… 92
- 40　先天性黑色素细胞痣 …………………………… 94
- 41　复合痣的类型 …………………………………… 96
- 42　良性黑色素细胞增生伴有 Paget 样扩散 ……… 98

第九部分　如何书写黑色素瘤病理报告

- 43　侵袭性原发皮肤黑色素瘤 ……………………… 102
- 44　测量黑色素瘤厚度 ……………………………… 104
- 45　黑色素瘤的消退 ………………………………… 106
- 46　计算黑色素瘤核分裂象 ………………………… 108
- 47　报告肿瘤中浸润的淋巴细胞 …………………… 110
- 48　恶性雀斑样痣、恶性雀斑样痣原位黑色素瘤、恶性雀斑样痣黑色素瘤 ………………………… 112

第十部分　特殊染色

49 组织化学染色 116

50 免疫组织化学染色 118

词汇表 121

索引 123

第一部分

解剖学

1 基础解剖学

表皮
- 复层鳞状上皮由多层角质形成细胞组成
  - 从浅到深：
    - 角质层
    - 颗粒层
    - 棘层
    - 基底层
- 其他细胞：
  - 黑色素细胞：位于真皮表皮交界处
    - 传递黑色素→角质形成细胞
  - 朗格汉斯细胞（Langerhans cells）：CD1a+ 和 Langerin+ 的树突状细胞，位于棘层
    - 具有抗原呈递功能
  - Merkel 细胞：神经内分泌细胞，位于基底层，与来自真皮的神经末梢相联系

真皮
- 真皮乳头层：
  - 真皮乳头与表皮突相互交错
  - 纤细、苍白的嗜酸性胶原纤维
  - 游离神经末梢和触觉小体（迈斯纳小体，Meissner's corpuscles）分布其中
  - 浅层血管丛将其与真皮网状层分开
- 真皮网状层：
  - 粗大、深染的嗜酸性胶原纤维
  - 包含深层血管丛、皮肤附属器结构、神经干、环层小体（Pacinian corpuscles）以及血管球

皮下脂肪层
- 由真皮网状层延伸而来的纤维分隔为小叶
- 包含生长期毛球以及中等大小的动脉和静脉

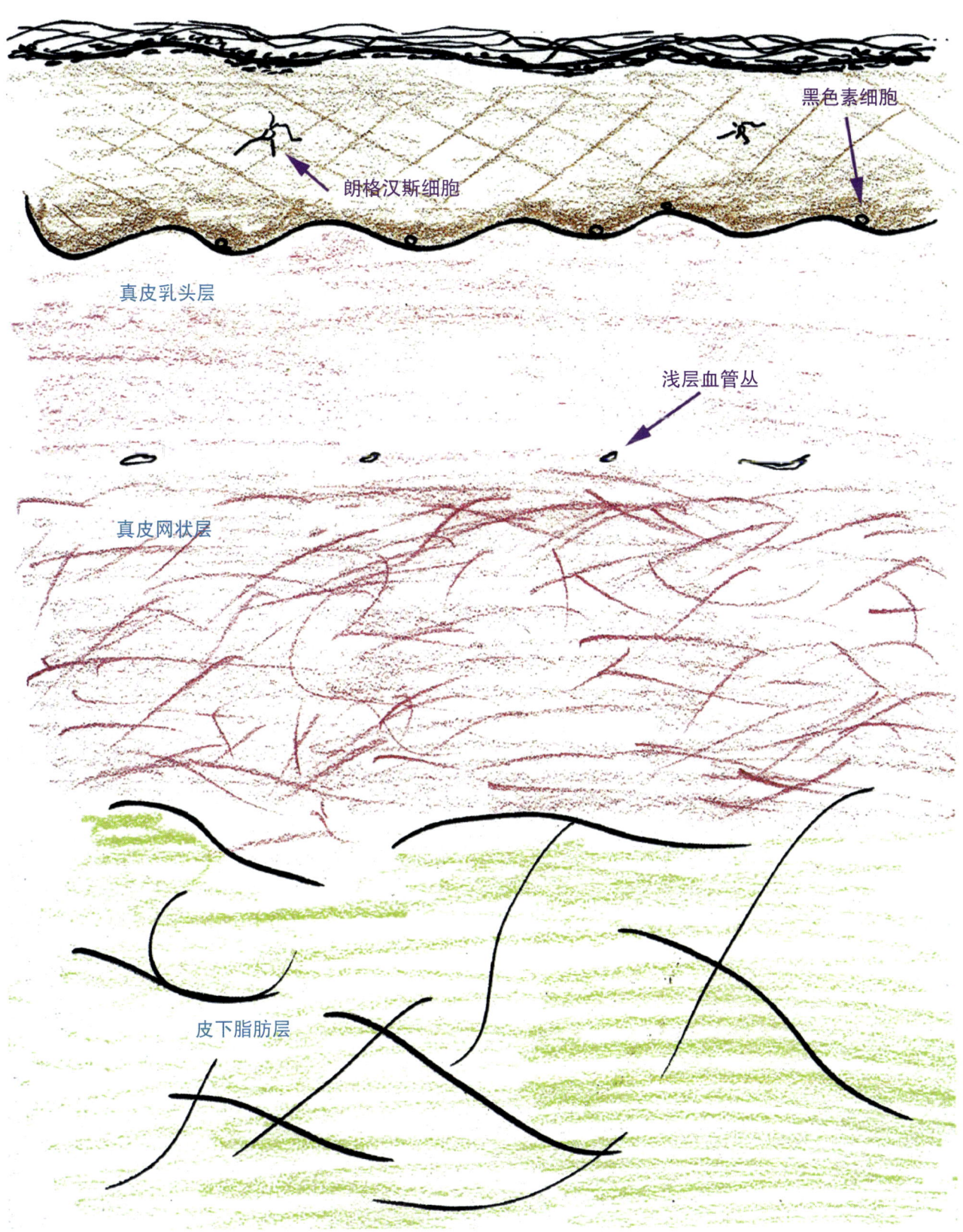

图1.1 皮肤由表皮（棕色）、真皮（粉红色）和皮下脂肪（黄色）所组成。表皮内的树突状细胞包括位于棘层的朗格汉斯细胞和位于基底层的黑色素细胞。真皮被浅层血管丛分为乳头层和网状层

2 附属器解剖

外泌汗腺（小汗腺）单位
- 外泌汗腺腺体：手掌、足跖、前额和腋窝
  - 螺旋状的分泌部位于真皮深层
    - 单层立方上皮，嗜酸性细胞质
    - 由肌上皮细胞所包绕
- 外泌汗腺导管
  - 长导管，从真皮深部盘绕的腺体延伸而出，穿过表皮成为顶端汗管
  - 两层上皮，无肌上皮细胞

毛囊皮脂腺顶泌汗腺单位
- 毛囊
  - 种类：终毛（直径 ≥ 0.06mm）、毳毛（直径 ≤ 0.03mm）
  - 分区（由浅到深）：
    - 漏斗部：皮脂腺导管开口处以上区域
    - 峡部：从立毛肌附着点到皮脂腺导管开口处的区域
    - 毛球：毛乳头和毛母质
  - 生长周期：生长期（生长）、退行期（退化）和休止期（静止期）
  - 毛干：由毛小皮、皮质和髓质组成
  - 立毛肌：由交感神经系统支配的平滑肌
- 皮脂腺
  - 腺泡模式，多个小叶
  - 内层细胞具有空泡样、充满脂质的细胞质
  - 外围包绕立方形嗜碱性生发细胞
  - 具有复层鳞状上皮的短导管，进入毛囊皮脂腺单位
    - 极少数皮脂腺导管直接开口于表皮
- 顶泌汗腺（大汗腺）单位：腋窝、肛门外生殖器区、乳晕和眼睑
  - 真皮内螺旋状的分泌部
    - "断头分泌""猪鼻样"
    - 单层立方形至柱状上皮细胞，嗜酸性细胞质
    - 由肌上皮细胞包绕
  - 短导管开口进入与之相关的毛囊漏斗部

2 附属器解剖

图2.1 皮肤附属器结构包括毛囊皮脂腺顶泌汗腺单位和外泌汗腺单位。顶泌汗腺和皮脂腺将其分泌物通过短导管排入毛囊。常可见到皮脂腺与毛囊相关；而顶泌汗腺则不明显。立毛肌为平滑肌，可将毛囊皮脂腺结构与表皮相连，立毛肌收缩产生鸡皮疙瘩。外泌汗腺单位与毛囊皮脂腺顶泌汗腺单位截然不同。其腺体位于真皮深处，呈螺旋状，如同花园浇水用的软管。它通过一个长而直的外泌汗腺导管与表皮相连。外泌汗腺导管穿过表皮的螺旋状出口部分被称为顶端汗管。

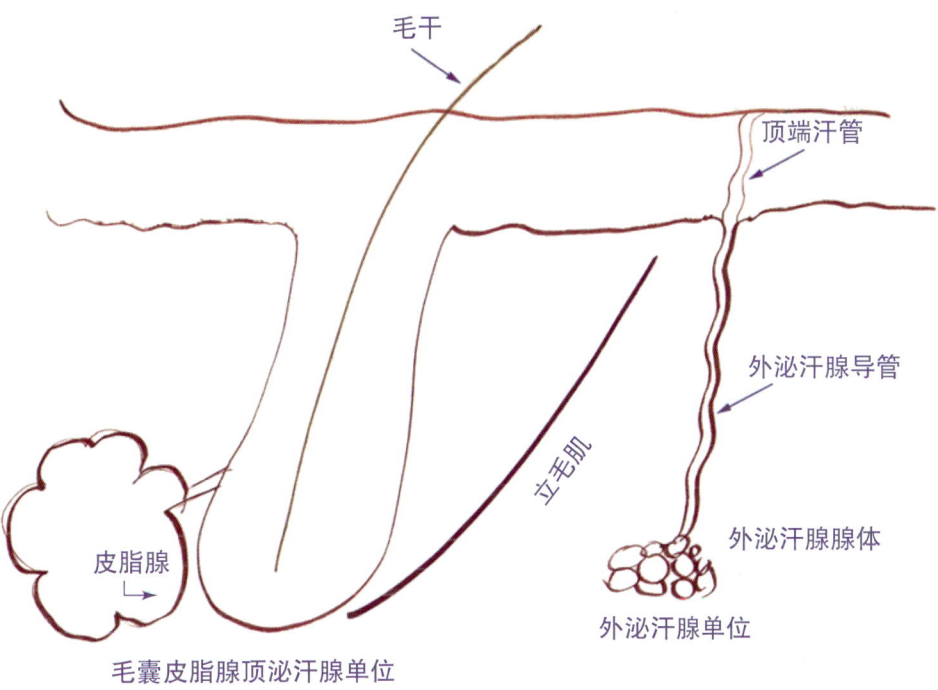

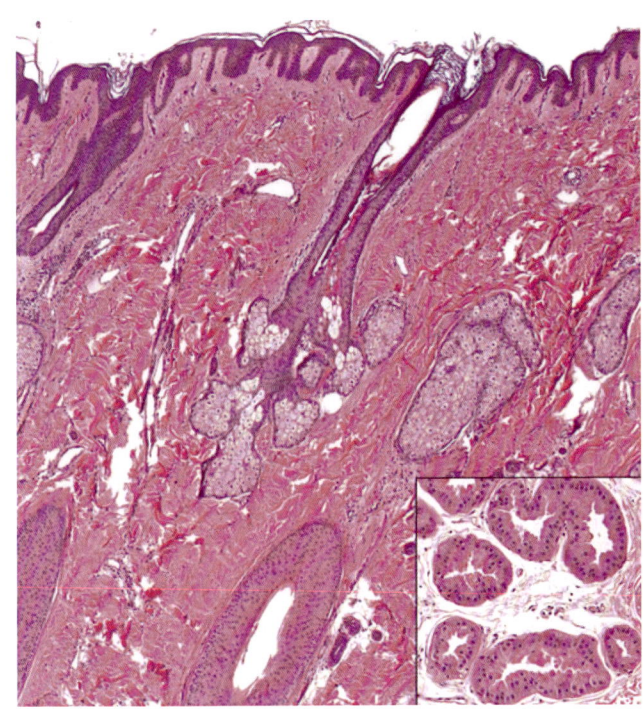

图2.2 毛囊皮脂腺顶泌汗腺单位。皮脂腺与毛囊相关联。顶泌汗腺腺体内衬饱满的内皮细胞，它们具有深粉红色细胞质和表面的分泌小泡，后者通过从细胞顶部脱落而分泌（见右下角插图）

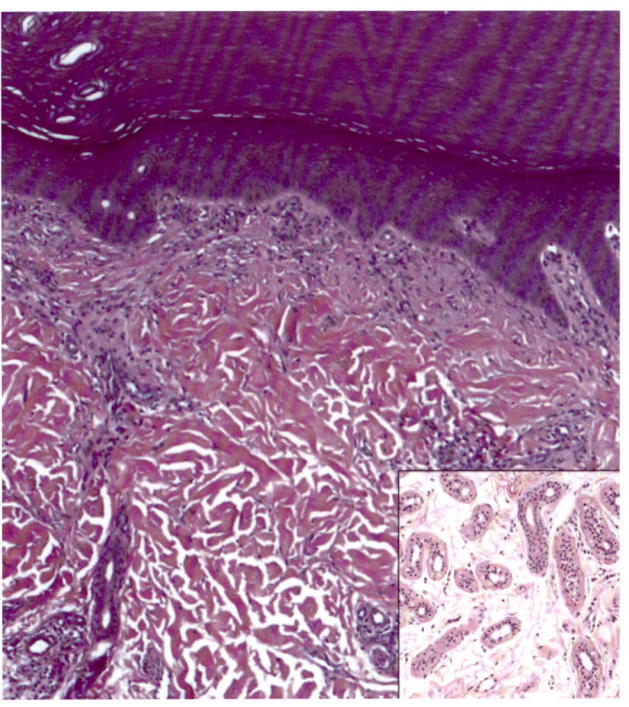

图2.3 外泌汗腺单位。顶端汗管螺旋状通过位于真皮外泌汗腺导管上方的表皮。腺体内衬具有浅粉色细胞质的分泌性上皮细胞，其导管细胞胞质较少，呈更明亮的粉色（见右下角插图）

3　甲解剖

甲
- 致密的角质板

甲床
- 复层鳞状上皮

甲小皮
- 近端甲襞的远端

甲根部
- 近端甲襞下方的甲板基底部

甲母质
- 位于甲根下方
- 生成甲板的生发上皮

3 甲解剖

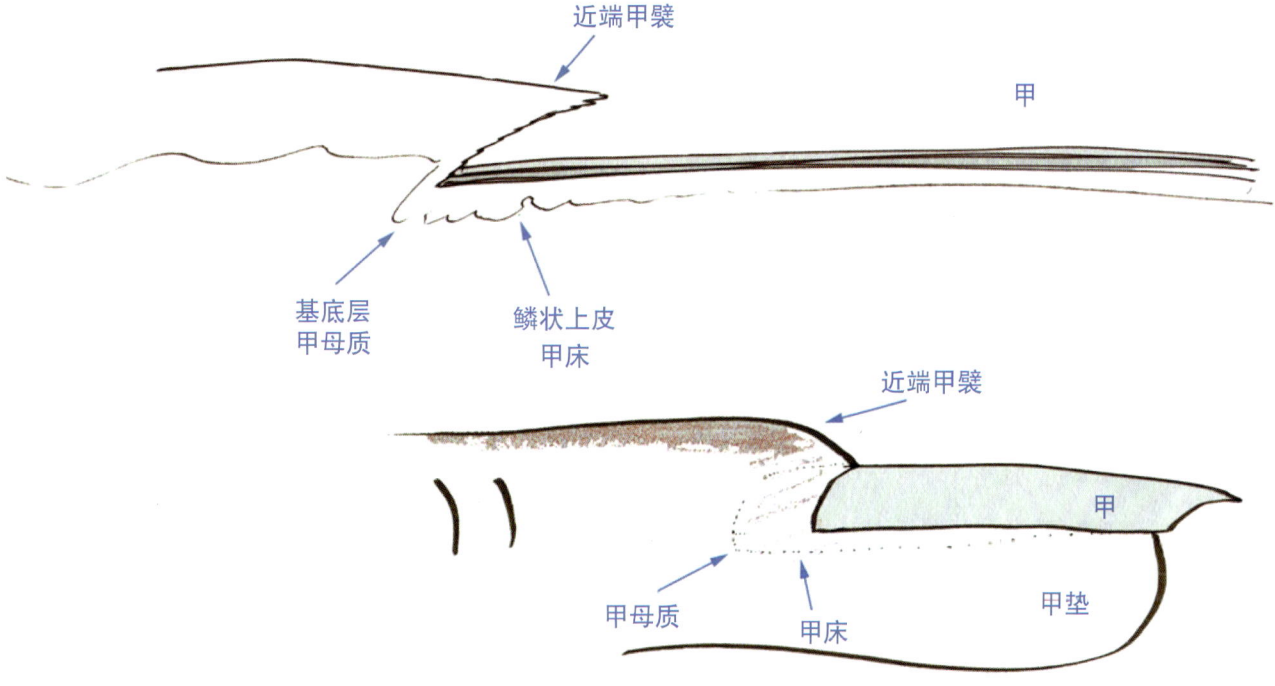

图 3.1 甲单位示意图。甲母质位于近端甲襞下方的甲板基底部，其远端为甲床

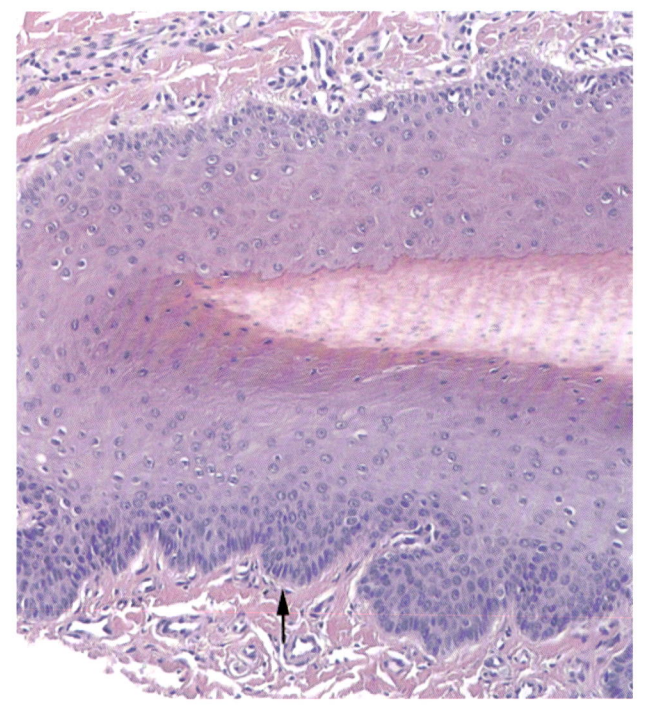

图 3.2 甲母质：甲母质的基底细胞样生发上皮可产生甲板（箭头所示）。甲母质的损伤会导致甲板的变形

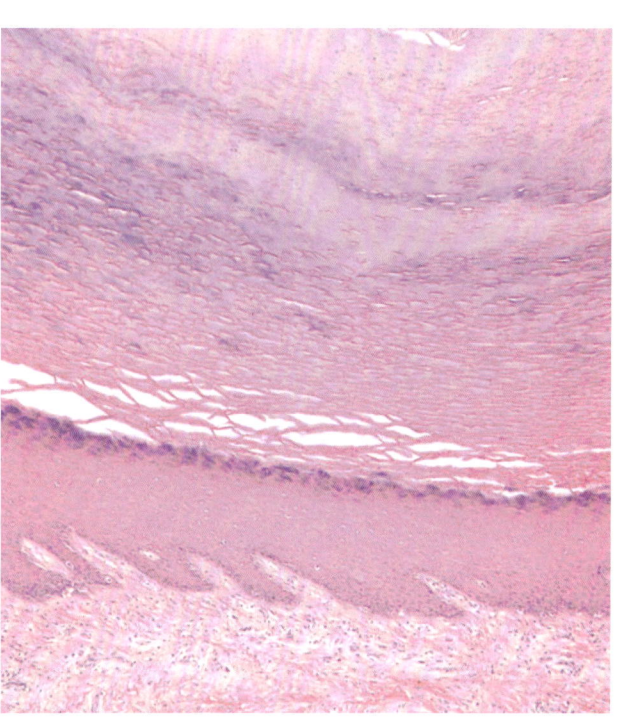

图 3.3 甲床：甲床上皮形成甲板的下侧面

第二部分

感 染

4 寄生虫

蠕形螨
- 常见于皮肤活检标本中,特别是取材于皮脂腺丰富区域的标本
- 毛囊蠕形螨(*D. folliculorum*):长而细,聚集在毛囊漏斗部
- 皮脂蠕形螨(*D. brevis*):稍小,单个见于更深的皮脂腺
- 常见于面部毛囊

蜱叮咬
- 依附于皮肤有甲壳的虫体,口器嵌入真皮
- 浅层血管周围和间质内致密的混合性炎症细胞浸润,可累及皮下组织

疥疮
- 在角质层的隧道中可见到疥螨、虫卵和幼虫
- 浅层和深层血管周围以嗜酸性粒细胞浸润为主的炎症
- 常见于指间和皱褶部位

蜘蛛叮咬
- 真皮水肿和出血
- 血管壁坏死、血栓形成和溃疡
- 程度不一的浅层和深层血管周围淋巴样细胞浸润,偶见嗜酸性粒细胞和中性粒细胞

4 寄生虫

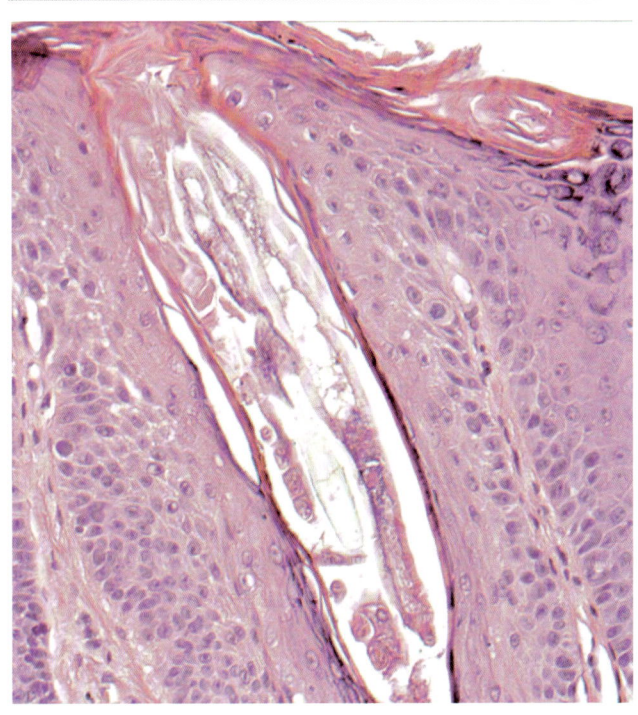

图 4.1　蠕形螨：位于毛囊口的蠕形螨是最小的节肢动物之一。这些螨虫通常不引起临床症状

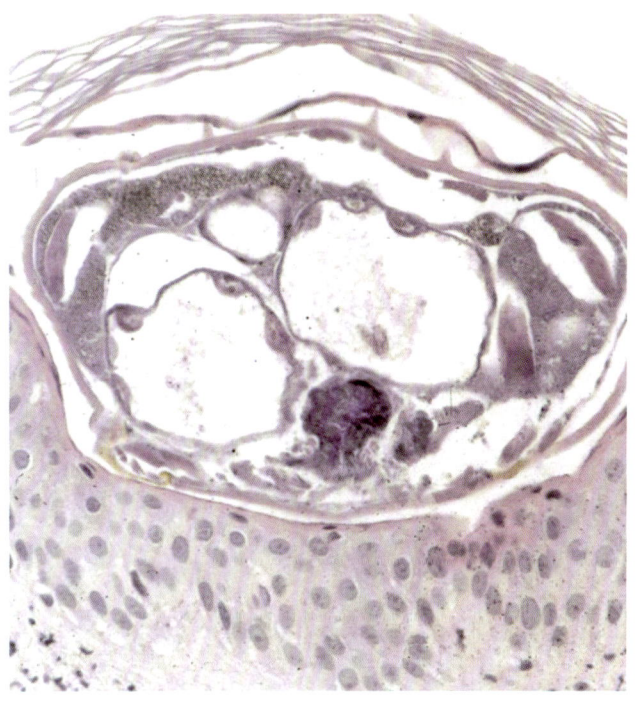

图 4.3　疥螨：疥螨在角质层下挖掘隧道，可引起剧烈瘙痒

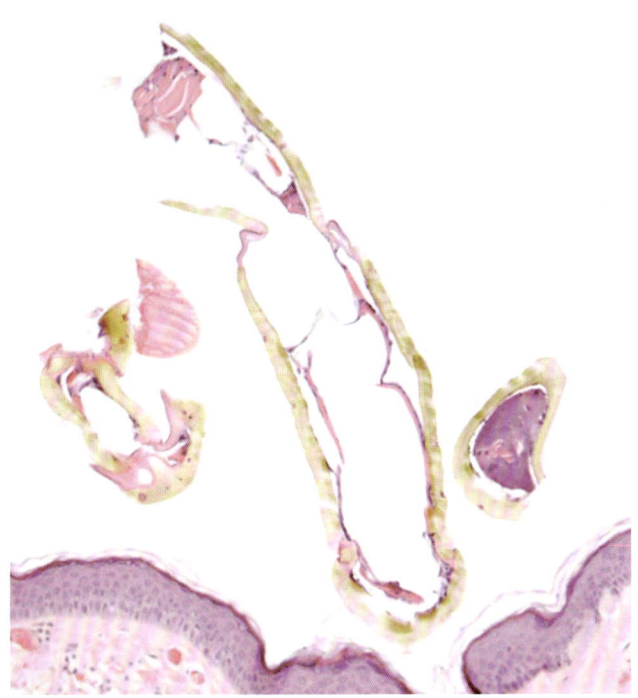

图 4.2　蜱：蜱的有甲壳的虫体悬于表皮上方

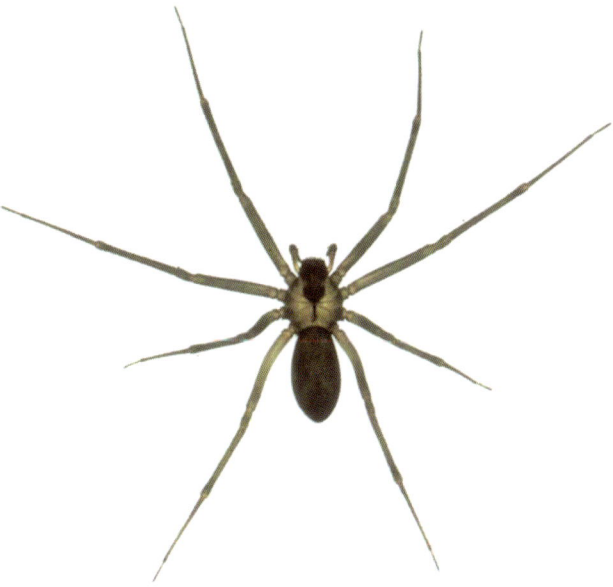

图 4.4　棕色隐遁蜘蛛：也被称为"提琴背蜘蛛"（*Loxesceles reclusa*），6～20mm 大小，其头胸部背侧有特征性的"小提琴样"图案（图片由 Irwin Roth 医生提供）

5 寻常疣

人乳头瘤病毒（HPV）感染可导致寻常疣的发生。
组织学特点：
- 显著的乳头样改变：棘层肥厚和表皮突延长
- 疣体两侧的表皮突呈"倒八字"样改变
- 乳头状突起顶端见柱状角化不全
- 乳头状突起间的凹陷处颗粒层增厚
- 真皮乳头毛细血管扩张
- 表皮上层细胞有透明角蛋白颗粒聚集，呈病毒感染改变（"凹空细胞"）

5 寻常疣

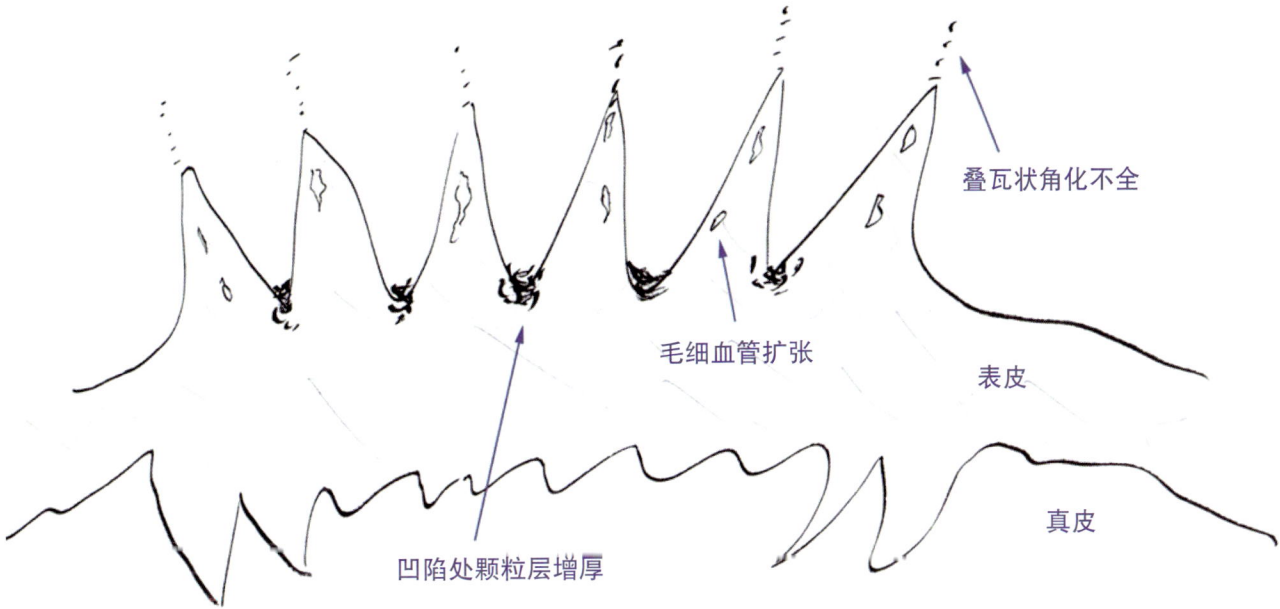

图 5.1 寻常疣示意图：角蛋白形成的叠瓦状角化不全，与凹陷处增厚的颗粒层细胞交替出现；真皮乳头毛细血管扩张

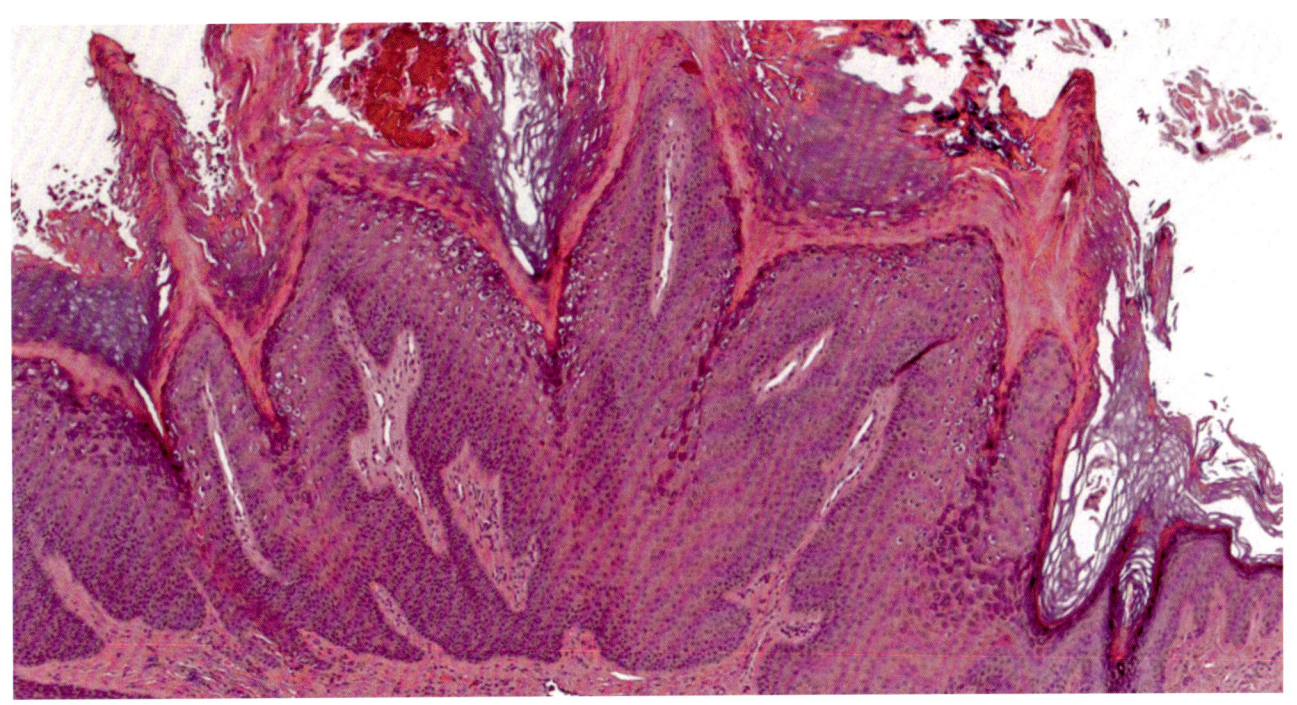

图 5.2 寻常疣：本图左侧可见一叠瓦状角化不全，其下方颗粒层减少；在角质层浅部可见出血现象，乳头状突起之间的凹陷处见明显的颗粒细胞层

6 单纯疱疹病毒

- 表皮细胞内水肿，棘层松解，水疱形成和/或细胞坏死
  - 慢性损害可见棘层肥厚
- 真皮内淋巴组织细胞浸润
- 可见毛囊受累和血管炎
- 可通过电子显微镜检测到病毒颗粒

- 多核巨细胞有毛玻璃样的核内包涵体、核镶嵌及染色质边集
  - Cowdry 小体：核酸和蛋白质构成的嗜酸性核内包涵体
    - A 型：周围有晕轮，似"猫头鹰眼"
    - B 型：充满细胞核

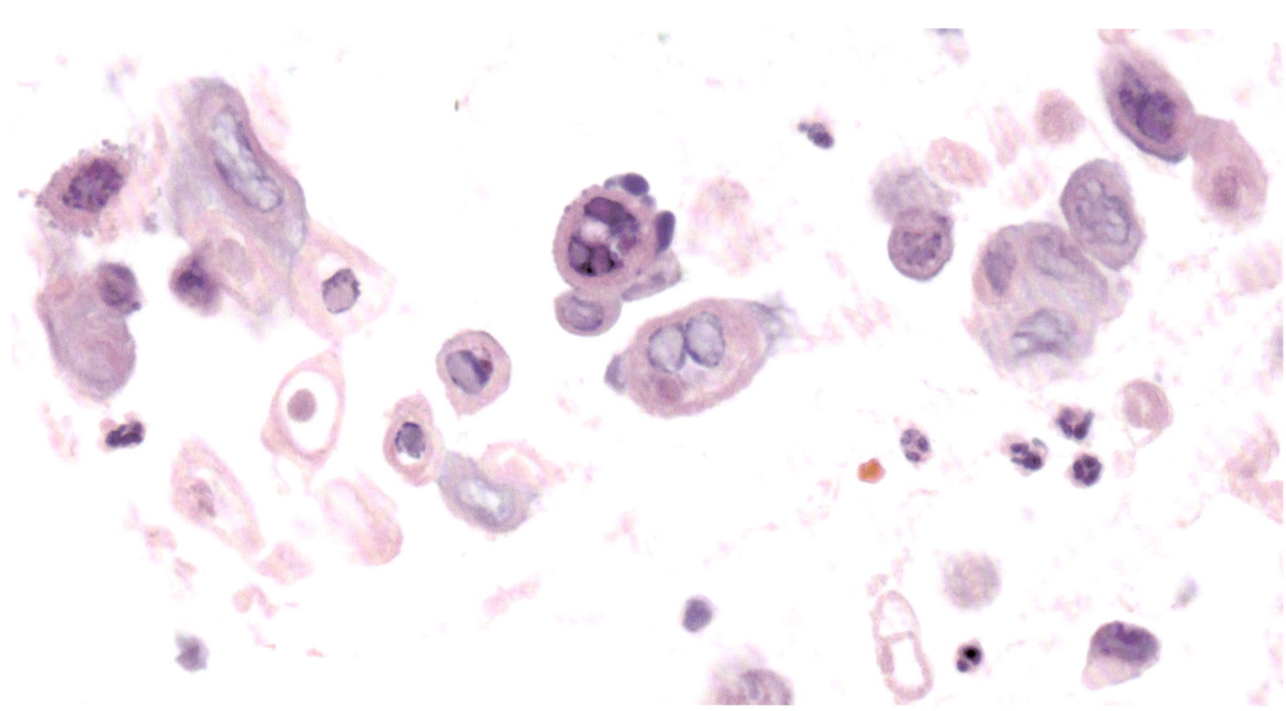

图 6.1　单纯疱疹：感染疱疹病毒的角质形成细胞显示细小分散的核染色质、核内包涵体和多核巨细胞

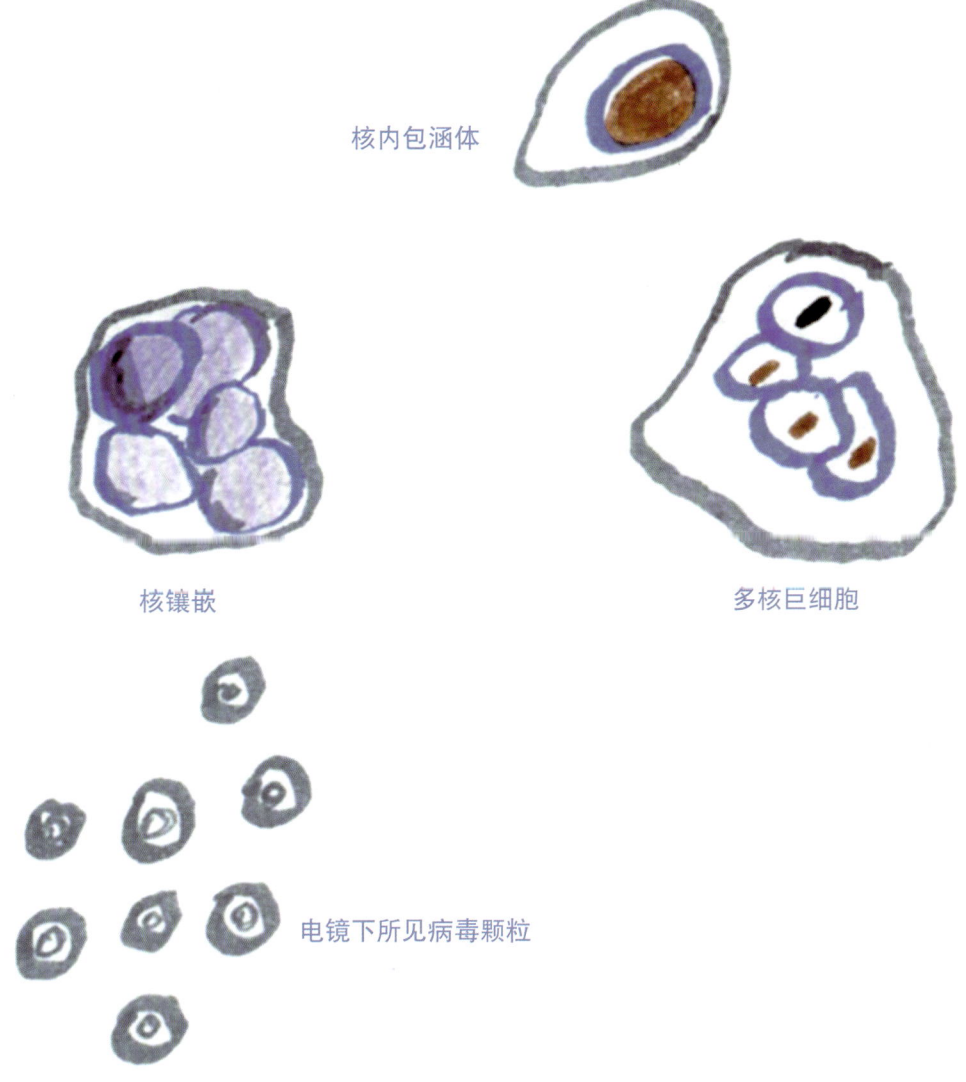

图6.2 疱疹病毒感染引起的细胞病理学改变示意图：角质形成细胞可出现明亮粉红色的核内包涵体，核染色质分散伴核彼此镶嵌以及多核巨细胞；病毒颗粒有特征性的衣壳和周围的包膜

7 浅表真菌感染

皮肤癣菌（小孢子菌属、毛癣菌属和表皮癣菌属）
- 不同的临床表现取决于身体受累部位的不同：
  - 头癣、体癣、足癣、甲癣、股癣和须癣
- 组织学：
  - 角质层内见分隔菌丝（菌丝上方为网篮状角质层，下方为致密的正角化过度或角化不全层，呈三明治样外观）

念珠菌
- 组织学：
  - 芽生酵母和假菌丝

卵圆形糠秕孢子菌（马拉色菌属）
- 导致花斑癣或糠秕孢子菌性毛囊炎
- 组织学：
  - 花斑癣：位于角质层内的短粗且不分枝的菌丝和芽生酵母，似"意大利面条和肉丸"
  - 糠秕孢子菌性毛囊炎：真皮内扩张的毛囊中充满嗜碱性角化性碎片和孢子，伴有炎症反应

7 浅表真菌感染

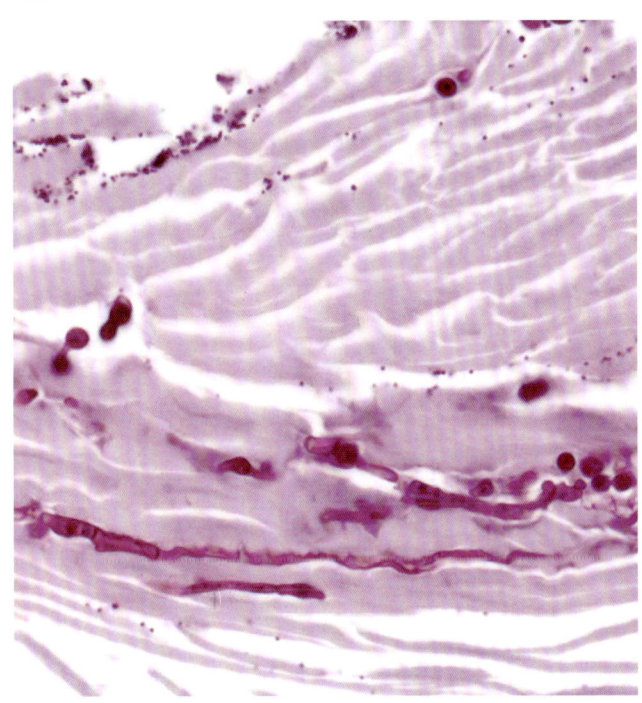

图 7.1　甲癣：纤细的分隔菌丝（表皮癣菌）和芽生酵母（念珠菌）位于角质层内，结合淀粉酶的过碘酸雪夫染色（PAS-D 染色）可将其染为洋红色

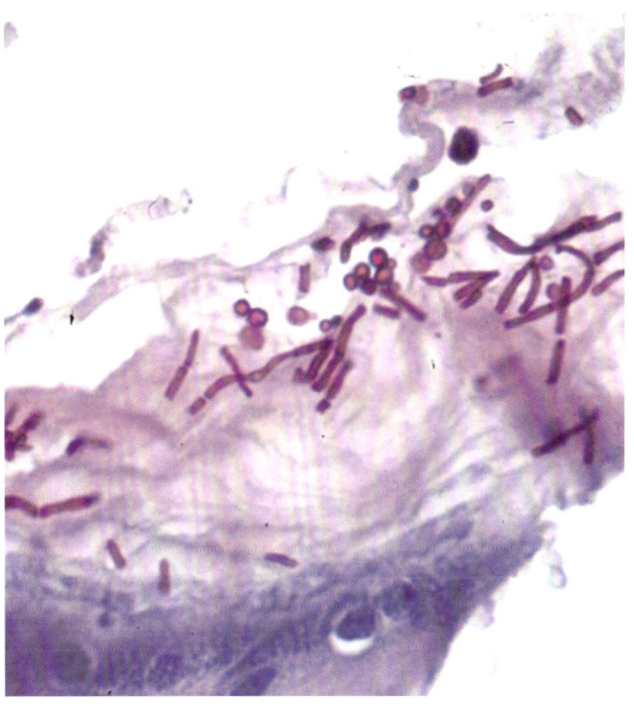

图 7.3　花斑癣：马拉色菌感染并不是一种真正意义上的"癣"；这种微生物不是皮肤癣菌。PAS-D 染色下，角质层内的芽生酵母与纤细菌丝混合，呈"意大利面条和肉丸"样外观

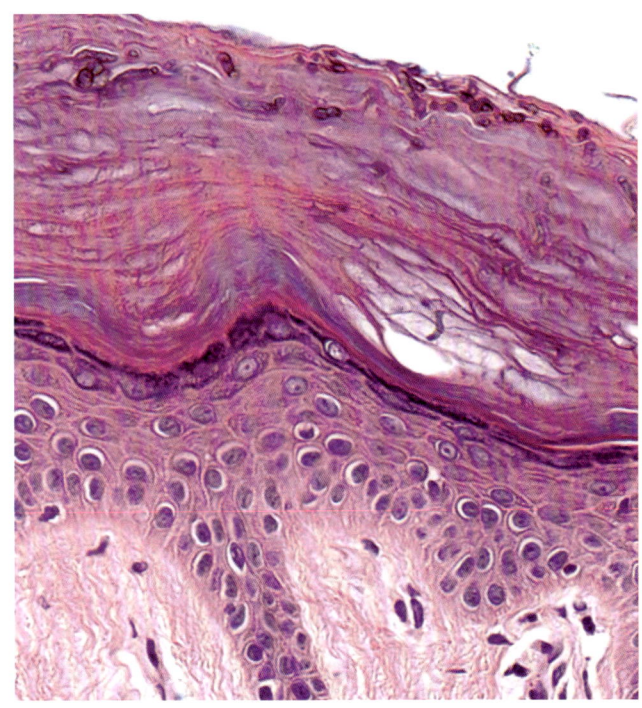

图 7.2　黑癣（皮肤浅表型暗色丝孢霉病，译者注）：暗色丝孢霉病的病原体为威尼克外瓶霉（*Hortaea werneckii*），其菌丝位于浅表角质层，在苏木素-伊红染色（HE 染色）下显棕褐色

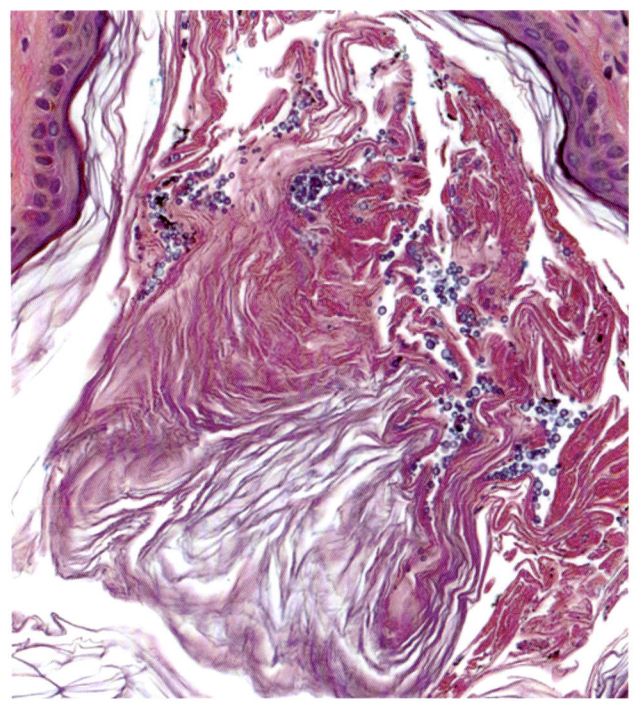

图 7.4　毛囊角质中的糠秕孢子菌：糠秕孢子菌通常位于毛囊角质中，呈小的嗜碱性酵母菌

8 曲霉病

曲霉菌是一种真菌类微生物，通常出现于免疫功能低下患者。它具有独特的组织学形态，即锐角分枝和菌丝内的分隔。
- 组织学：
    - 特征性改变为血管受侵和继发的血栓形成
    - 免疫功能低下者常缺少炎症反应或可有肉芽肿性炎症和脓肿形成
    - 真菌病原体在 HE 染色中可见，但六胺银染色和 PAS-D 染色中更为明显
        - 菌丝内分隔与锐角分枝的菌丝
        - 曲霉菌的子实体呈"洒水器"样外观，组织中罕见（"洒水器"是行洒圣水礼时使用的工具）

8 曲霉病

图 8.1 曲霉菌：组织切片中的微生物呈锐角分枝伴侵犯血管

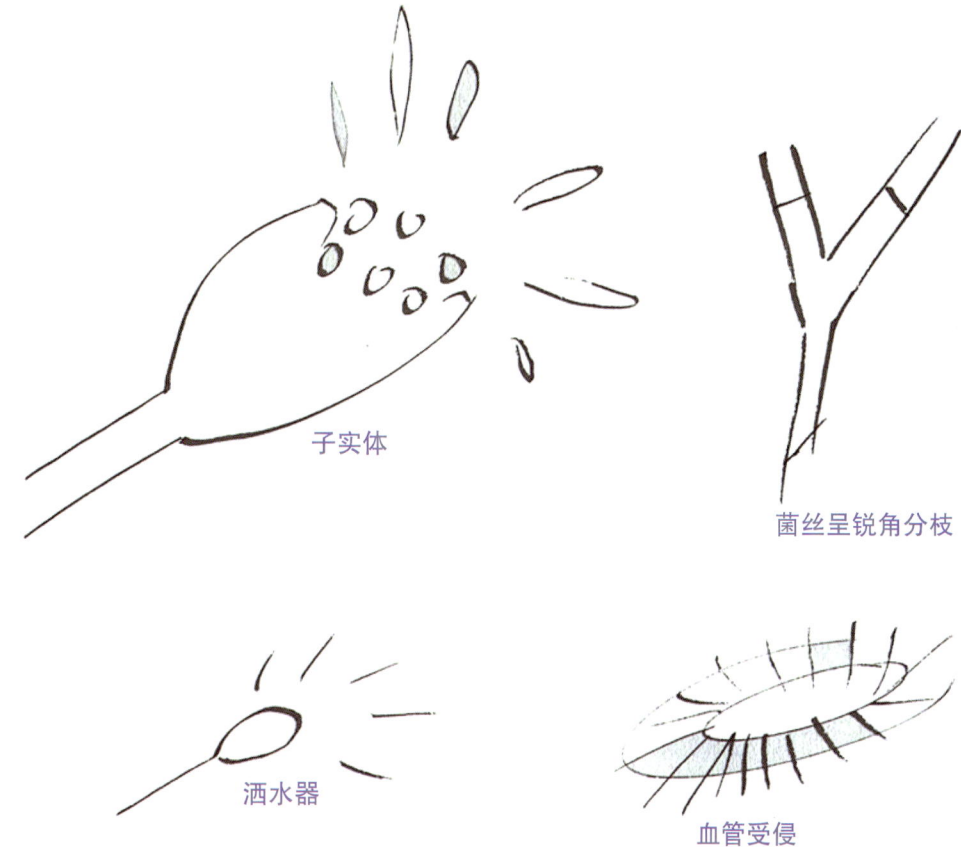

图 8.2 曲霉菌在六胺银（GMS）染色中可见有分隔的菌丝及锐角分枝

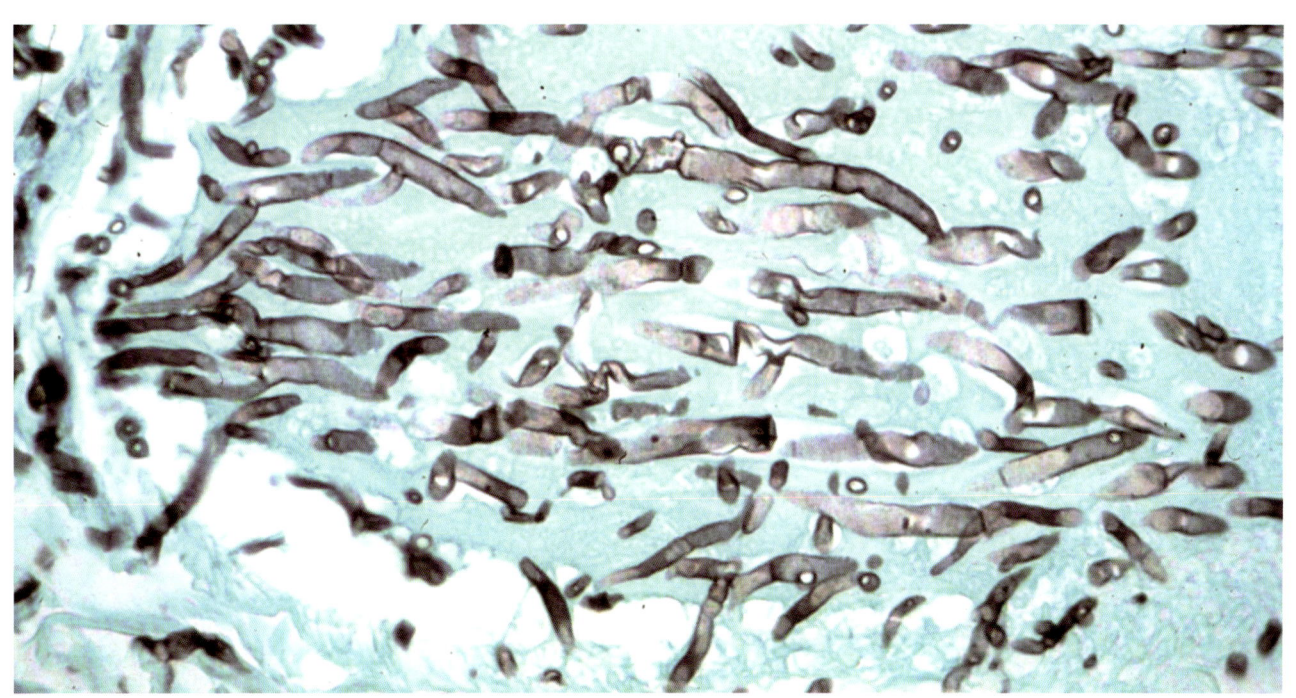

9　深部真菌感染

接合菌病（根霉属，犁头霉，毛霉）
- 感染常见于免疫抑制患者，包括糖尿病患者
- 厚且不分隔的菌丝，呈直角分枝

暗色丝孢霉病
- 常见于创伤后免疫功能正常的患者或免疫抑制患者
- 棕黑色酵母和分隔菌丝
  - 可见于角质层内或皮下组织的脓肿内

着色真菌病
- 圆形、厚壁的金棕色酵母菌（5～12μm），外形类似"铜便士"（又称为"硬化小体"或"枸杞样小体"）

球孢子菌病（美国西南部地方流行性疾病）
- 有多个内生孢子（2～30μm）的厚壁小球（80～200μm）

副球孢子菌病（南美洲地方流行性疾病）
- 厚壁酵母菌，通过基底狭窄的芽连接着多个子细胞（6～60μm），呈"轮舵"样外观
  - 可见于细胞内和/或细胞外

隐球菌病
- 通常发生在免疫抑制的患者
  - 局部感染也可发生在免疫功能正常的患者
- 有透明荚膜（5～10μm）的孢子（3～8μm）簇集分布，呈"肥皂泡样"外观

芽生菌病（密西西比河、俄亥俄河谷和美国东南部地方流行性疾病）
- 厚壁圆形的多核酵母菌（8～30μm），有单个基底宽广的芽

鼻孢子菌病
- 大的球形孢子囊（>300μm），含有许多内生孢子（最大为7μm大小）

链状芽生菌病（见于中美洲和南美洲）
- 厚壁真菌（10μm），呈链状排列

9 深部真菌感染

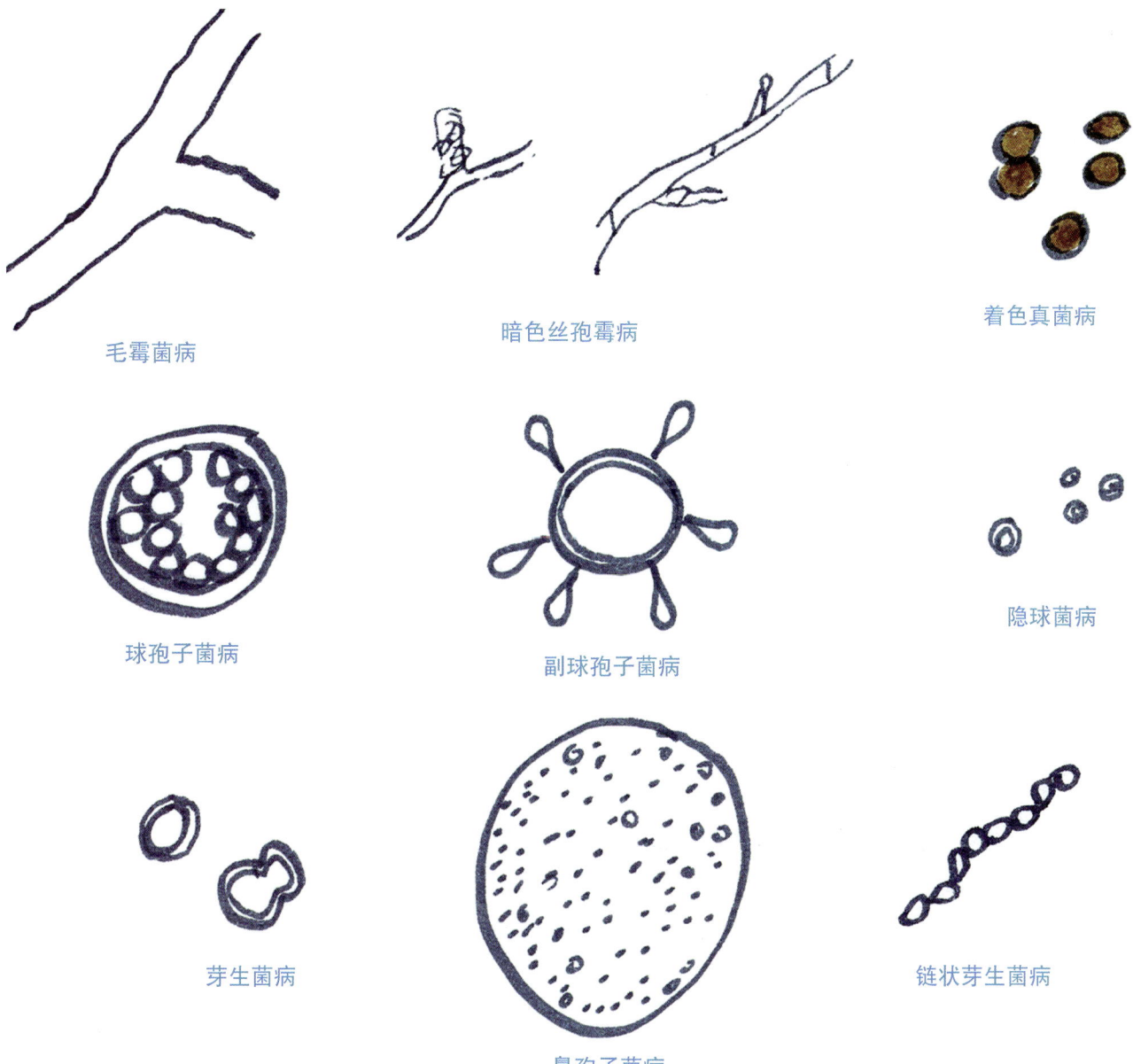

图 9.1 感染皮肤的深部真菌具有各自特征性的形状和大小

第三部分

非感染性炎症性皮肤病

10 大疱性表皮松解症

大疱性表皮松解症包括一组皮肤水疱性疾病，以机械性脆性皮肤为特征。根据裂隙层面位置的不同，可将遗传性大疱性表皮松解症分为单纯型、交界型和营养不良型。电子显微镜或者免疫组化有助于鉴别表皮下水疱形成的超微结构部位。

表10.1 大疱性表皮松解症的亚型

	单纯型	交界型	营养不良型	获得性
水疱形成的部位	表皮内（基底层上）	表皮下	表皮下	表皮下
水疱形成的超微部位	基底层角质形成细胞内	透明板内	深至致密板	深至致密板
靶结构	中间丝，半桥粒	锚丝，半桥粒	锚纤维	锚纤维
靶蛋白	角蛋白5、角蛋白14、网蛋白	层粘连蛋白5、α6β4整联蛋白	Ⅶ型胶原	Ⅶ型胶原
发病机制	基因突变	基因突变	基因突变	自身抗体
其他	无瘢痕形成		伴瘢痕形成	

水疱的部位和参与发病的蛋白相对应。表皮内水疱通常伴发糜烂。表皮下水疱可导致溃疡，伴基底膜带的损害和瘢痕形成

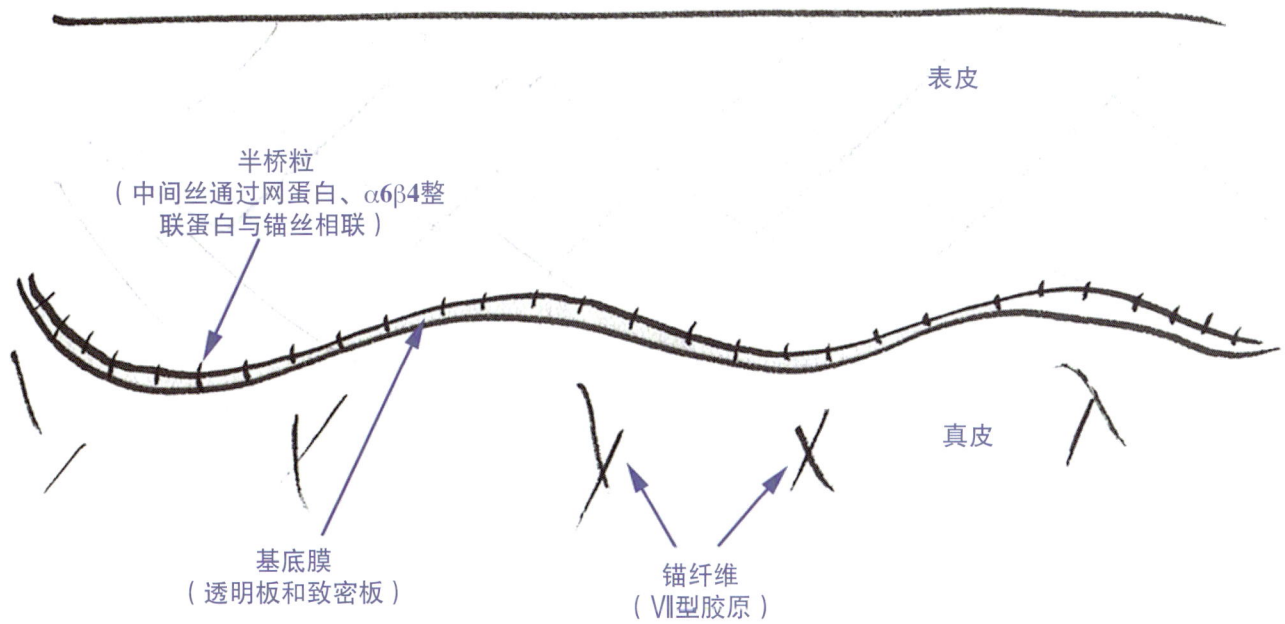

图 10.1　大疱性表皮松解症中病变表皮和真皮结构示意图

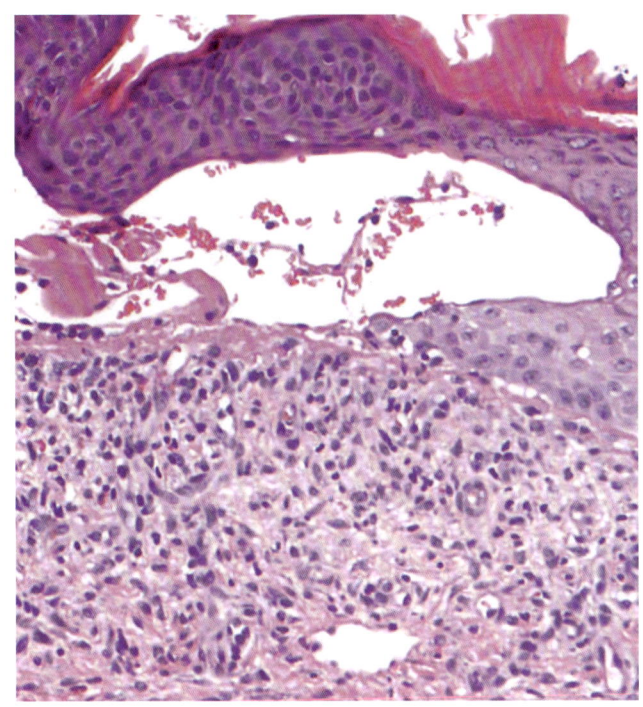

图 10.2　营养不良型大疱性表皮松解症：图示缺乏炎症浸润的表皮下水疱，其下方真皮纤维化，提示瘢痕形成

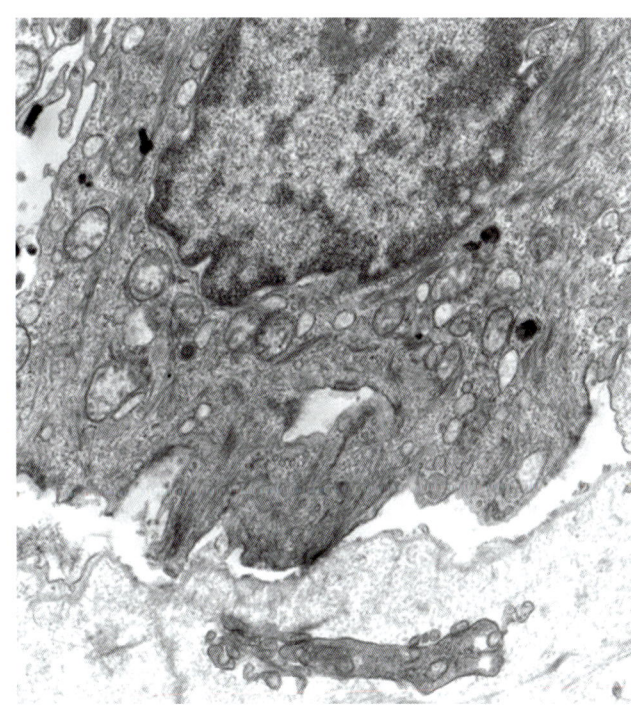

图 10.3　交界型大疱性表皮松解症：电镜显示透明板内裂隙

11 棘层松解性疾病

当表皮细胞间连接溶解或破坏时，表皮内会出现棘层松解，角质形成细胞互相分离。棘层松解可见于表皮的任一层面：基底层角质形成细胞上方（基底层上）、全层或者表皮浅层。对于由自身免疫反应导致的一些棘层松解性皮肤病，免疫荧光检测有助于判断。

表11.1 棘层松解性疾病的鉴别诊断

	棘层松解性角化不良（圆体和谷粒）	全层棘层松解（倒塌的砖墙）	基底层上方棘层松解	疣状表皮增生	免疫荧光
Darier病（毛囊角化病）	+				–
Hailey-Hailey病（良性家族性天疱疮）		+			–
Grover病（TAD）	+	+	+		–
寻常型天疱疮			+		+ 铁丝网模式，IgG和C3沉积，针对桥粒芯蛋白3（Dsg3）的抗体
增殖型天疱疮			+	+	+ 铁丝网模式，IgG和C3沉积，针对Dsg3的抗体
疣状角化不良瘤	+			+	–
肿瘤（AK，SCC）	+/–	+/–	+/–	+/–	–

TAD，暂时性棘层松解性皮肤病；AK，光线性角化病；SCC，鳞状细胞癌

11 棘层松解性疾病

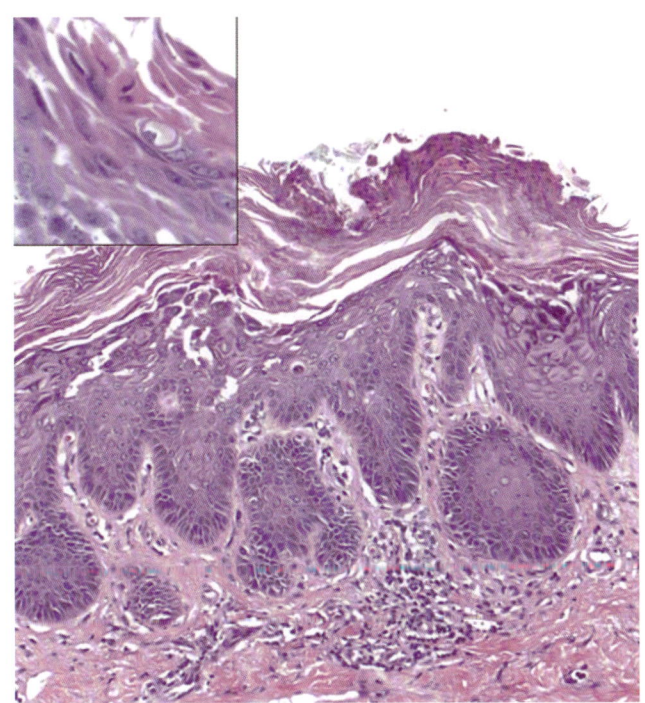

图 11.1　Darier 病：可见表皮内棘层松解性角化不良、角化过度、圆体和谷粒（见插图）

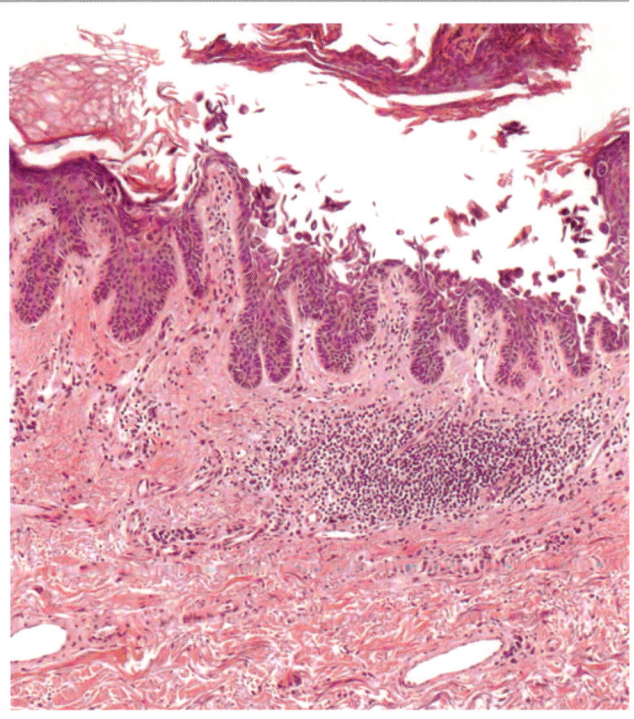

图 11.3　Grover 病：可见两种棘层松解模式，即全层（中央）和基底层上（右侧）

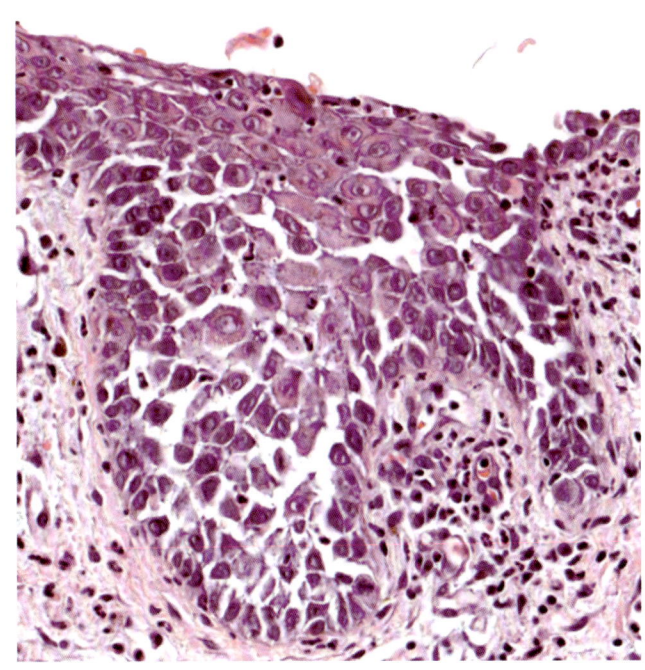

图 11.2　Hailey-Hailey 病：可见表皮内棘细胞全层松解，类似倒塌的砖墙

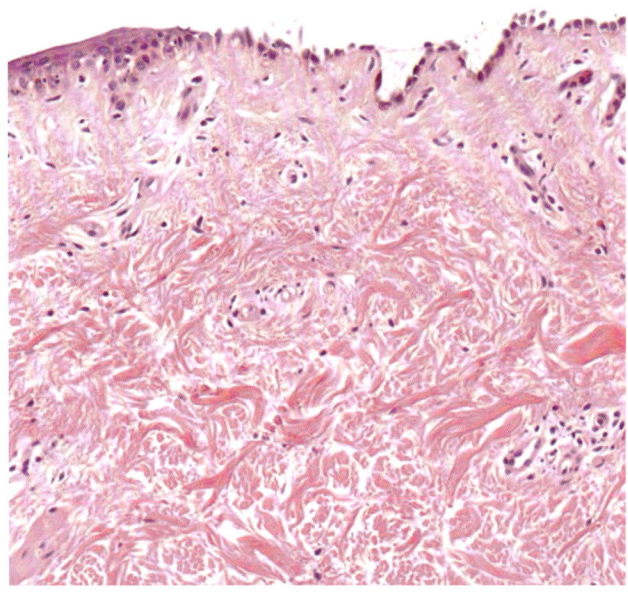

图 11.4　寻常型天疱疮：可见基底层上棘层松解，其上表皮缺失

12 自身免疫性大疱性皮肤病

自身免疫性大疱性皮肤病由表皮或浅层真皮内蛋白的自身抗体所介导。直接免疫荧光可以利用试剂检测患者皮肤活检标本中沉积的自身抗体。

表12.1 自身免疫性大疱性皮肤病的鉴别诊断

	水疱部位	炎症浸润	免疫荧光	发病机制
寻常型天疱疮	表皮内	嗜酸性海绵水肿和混合性炎症浸润	IgG和C3沉积于细胞膜，"铁丝网样"（桥粒）	抗Dsg3抗体
副肿瘤性天疱疮	表皮内	混合性，可呈苔藓样	IgG和C3沉积于细胞膜（桥粒），并呈线状沉积于DEJ（半桥粒）	与内脏恶性肿瘤有关（最常见的是淋巴增生性疾病）
大疱性类天疱疮	表皮下	嗜酸性粒细胞和淋巴细胞	IgG和C3线状沉积于DEJ（半桥粒）	抗BPAg1抗体和抗BPAg2抗体
大疱性红斑狼疮	表皮下	中性粒细胞	IgG、C3和IgA沉积于BMZ和真皮浅层（胶样小体）	抗BMZ蛋白的抗体
疱疹样皮炎	表皮下	中性粒细胞>嗜酸性粒细胞	IgA散在颗粒状沉积于真皮乳头层	IgA沉积于真皮乳头层
线状IgA皮病	表皮下	中性粒细胞>嗜酸性粒细胞	IgA线状沉积于基底膜	抗基底膜蛋白的抗体
获得性大疱性表皮松解症	表皮下	极少（如果有，也为混合性）	IgG线状沉积于基底膜	抗Ⅶ型胶原的抗体

DEJ，真皮表皮交界处；BMZ，基底膜带；BPAg，大疱性类天疱疮抗原

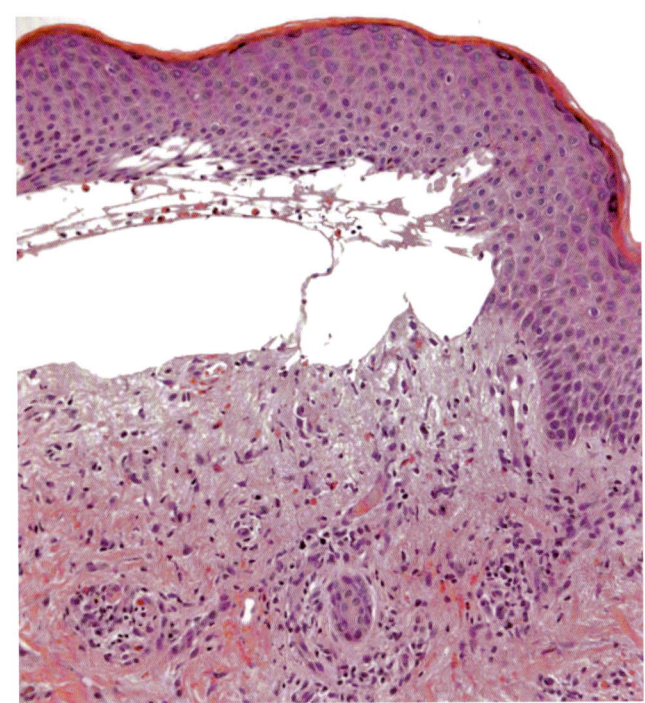

图 12.1 大疱性类天疱疮：可见表皮下大疱形成，伴真皮浅层嗜酸性粒细胞和淋巴细胞浸润

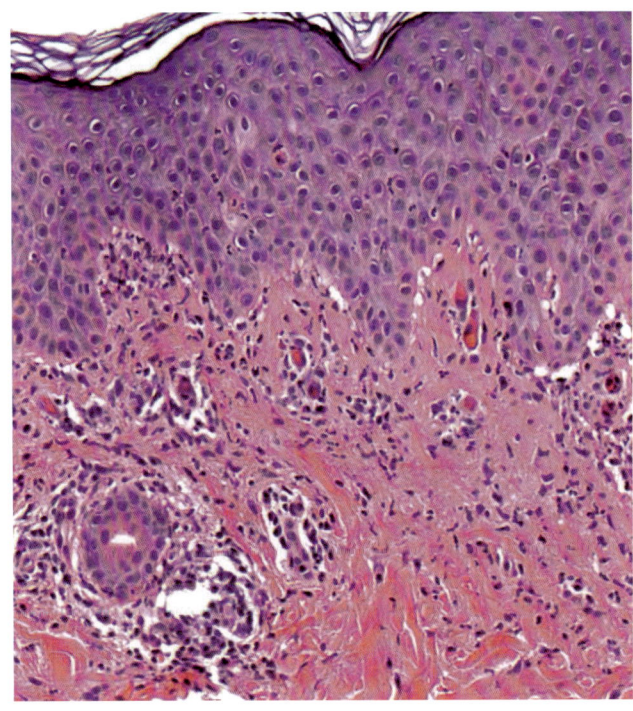

图 12.3 疱疹样皮炎：中性粒细胞和细胞碎片聚集，沿着真皮乳头的顶端间断分布

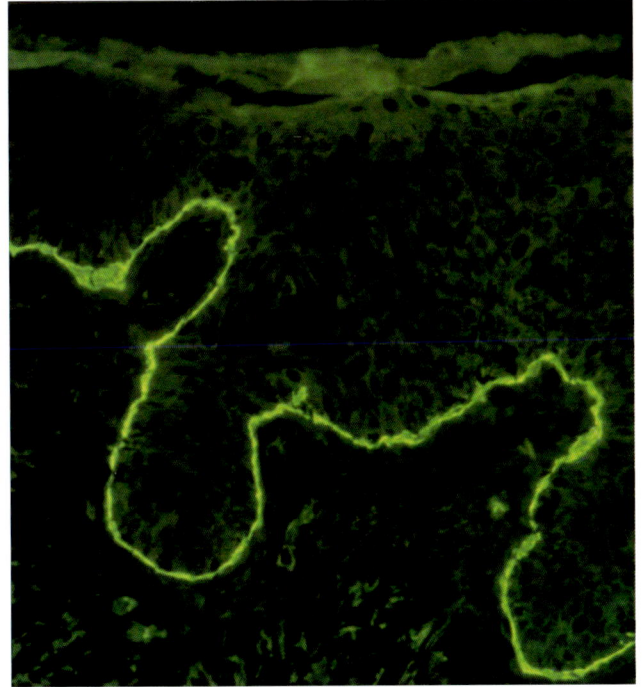

图 12.2 大疱性类天疱疮：直接免疫荧光显示真皮表皮交界处 C3 线状沉积

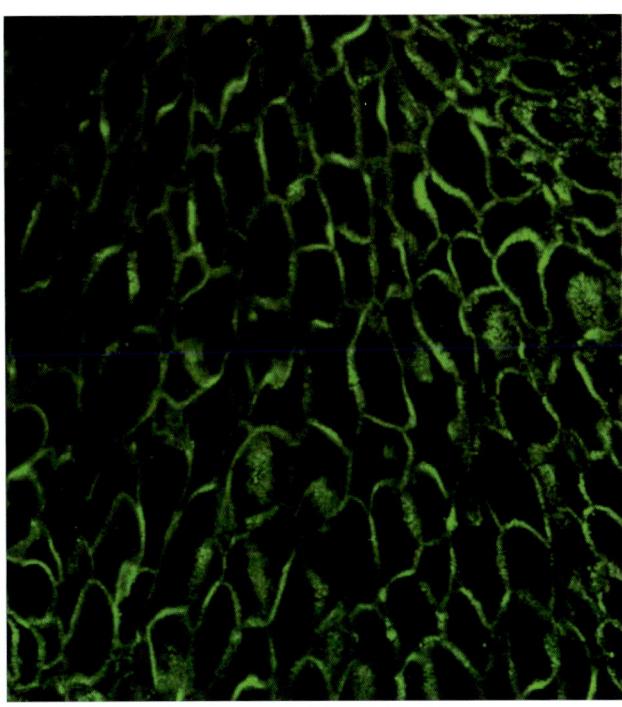

图 12.4 寻常型天疱疮：直接免疫荧光显示细胞间 IgG 沉积

13 汗孔角化症

临床特征

本病有数个类型
- Mibelli 汗孔角化症：婴儿或儿童期出现一个斑块
- 播散性浅表性光线性汗孔角化症（Disseminated superficial actinic porokeratosis, DSAP）：老年女性大腿出现薄的斑块（最常见的类型）
- 线状汗孔角化症：沿 Blaschko 线分布，发生于婴儿期或儿童期
- 点状汗孔角化症：在青少年期之后出现于掌跖的小丘疹。其中一种亚型为掌跖泛发型汗孔角化症（porokeratosis palmaris et plantaris disseminata，PPPD），其皮疹可见于身体其他部位

组织学特征

- 以角质样板层的存在为特征
    - 角化不全柱朝向皮损中央，伴颗粒细胞层局灶性缺失和角化不良，其下方表皮变薄
- 皮损中央可出现萎缩，伴其上方角化过度，表皮内散在角化不良细胞
- 常见苔藓样炎症浸润

13 汗孔角化症

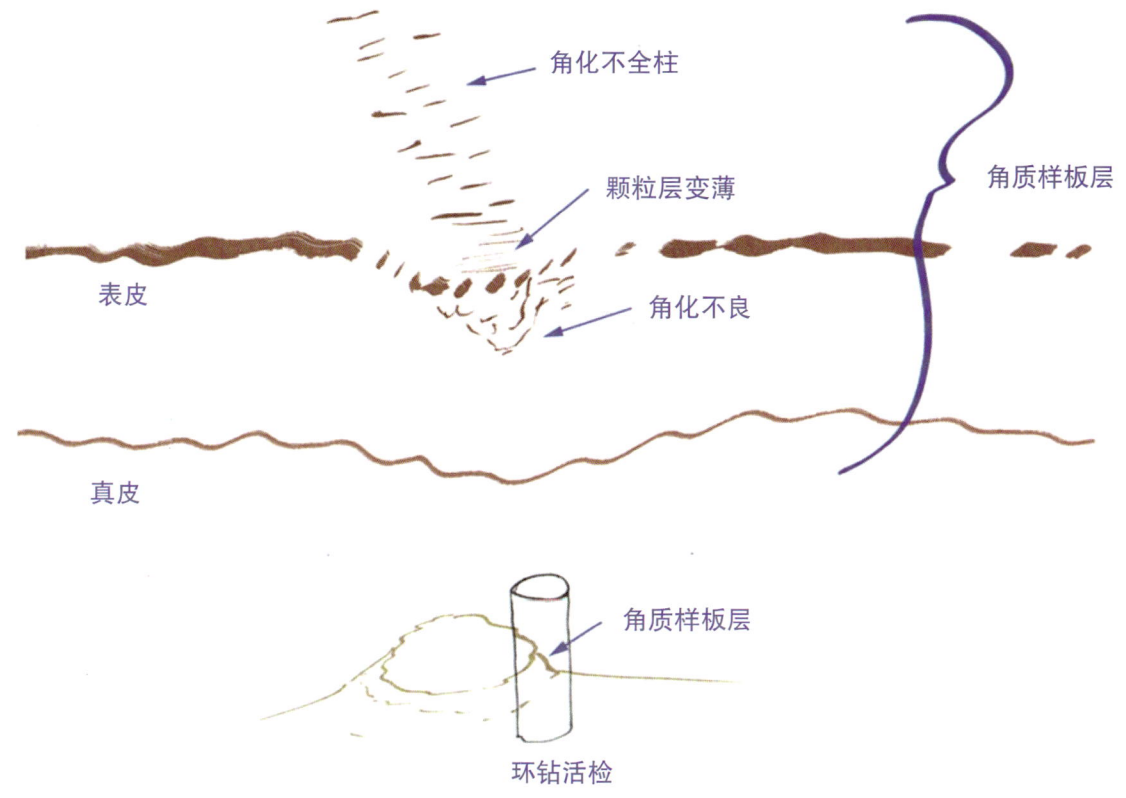

图 13.1 角化不全柱通常朝向皮损中央。活检时在皮损边缘取材很重要,可取到角化不全柱和其下方的表皮

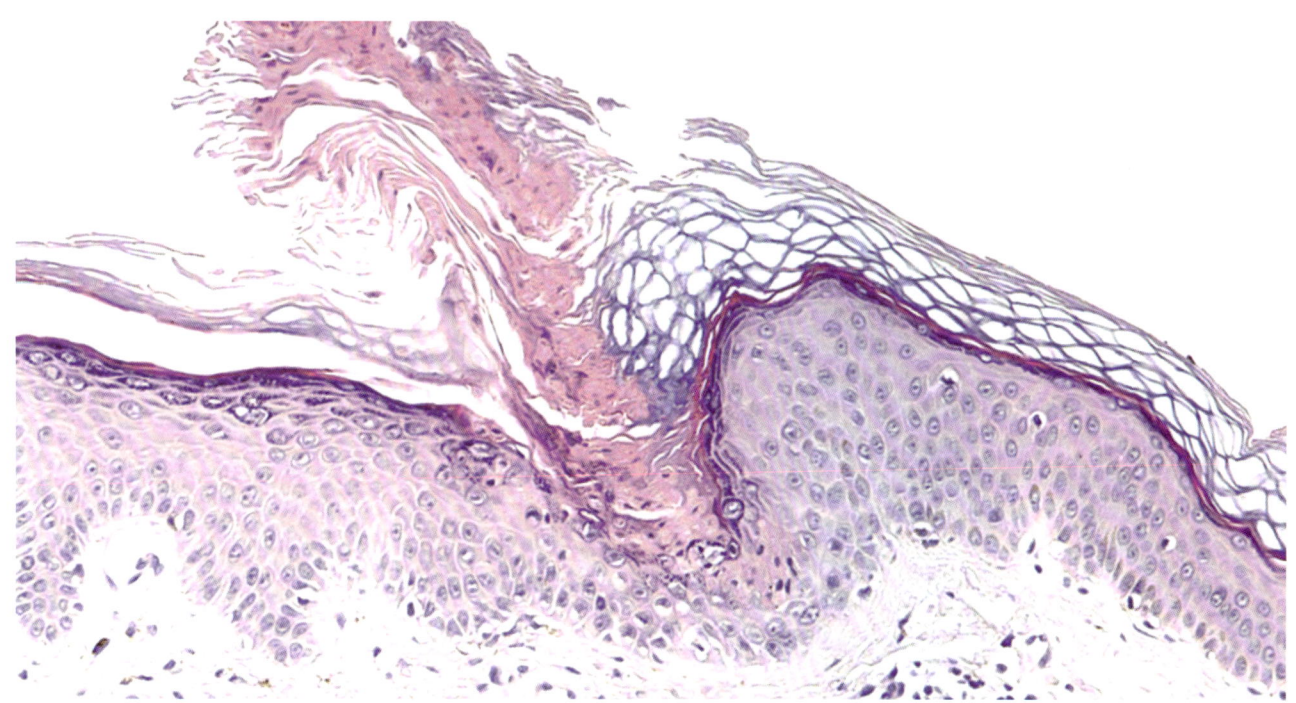

图 13.2 角化不全柱左侧的角质层变薄而右侧角质层为正常的网篮状。紧邻角化不全柱的下方出现颗粒细胞层缺失、角化不良和表皮变薄

14 界面皮炎

界面皮炎以发生于真皮表皮界面处的炎性过程为特征，常伴空泡变性。

表14.1 界面皮炎的鉴别诊断

	EM	TEN	DM	LE	GVHD	PLC/PLEVA
表皮角化不良，卫星状细胞坏死	+	+	−/+	−/+	+	−/+
胶样小体（Civatte小体、细胞样小体）	+	+	+	+	+	+
表皮萎缩	+/−	−	+（Gottron丘疹有棘层肥厚）	+	+	−
界面空泡化变性	+/−	+/−	+/−	+	+	+
淋巴细胞移入表皮	+	+	−	+/−	+	+
表皮全层坏死	−	+	−	−	−	−
附属器受累	−	+毛囊性角化不良	−	+毛囊性角化不良，附属器周围炎症	+毛囊性角化不良	−
深层血管周围炎症	−	−	−	+	−	−
真皮内嗜酸性粒细胞	+	+	−	−	−/+	−/+
其他		真皮乳头裸露呈"彩球"样外观	皮突消失	间质黏蛋白沉积		红细胞外溢

濒临死亡的角质形成细胞被淋巴细胞围绕时会发生卫星状细胞坏死。胶样小体是细胞蛋白的嗜酸性小球状物，位于表皮或真皮浅层。EM，多形红斑；TEN，中毒性表皮坏死松解症；DM，皮肌炎；LE，红斑狼疮；GVHD，移植物抗宿主病；PLC，慢性苔藓样糠疹；PLEVA，急性痘疮样苔藓样糠疹

14 界面皮炎

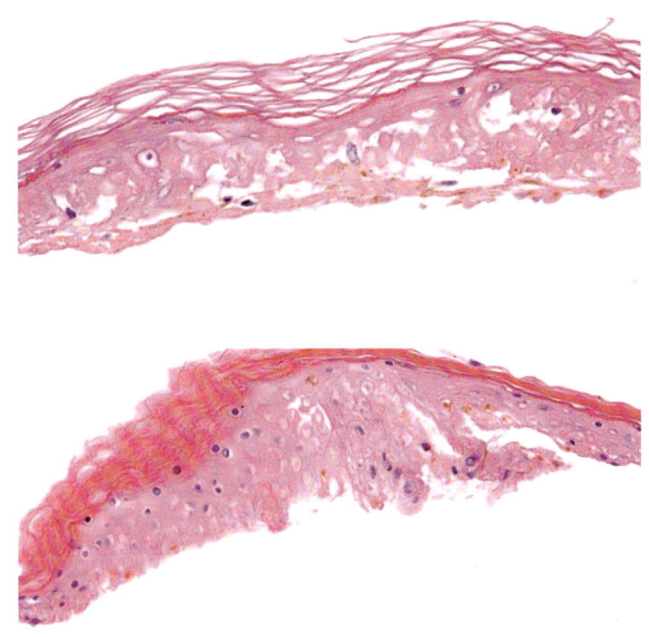

图 14.1 中毒性表皮坏死松解症：表皮全层坏死，表皮与下方真皮分离

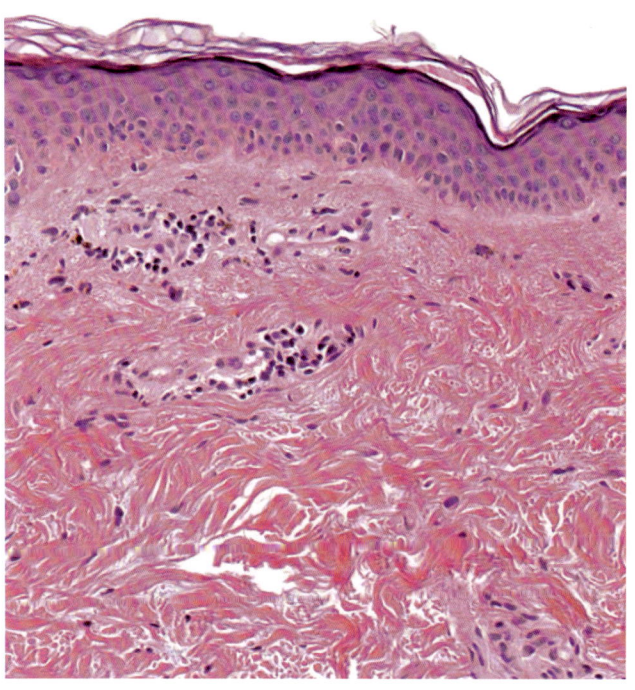

图 14.3 皮肌炎：表皮萎缩，表皮真皮交界处空泡变性和稀疏的炎症细胞浸润

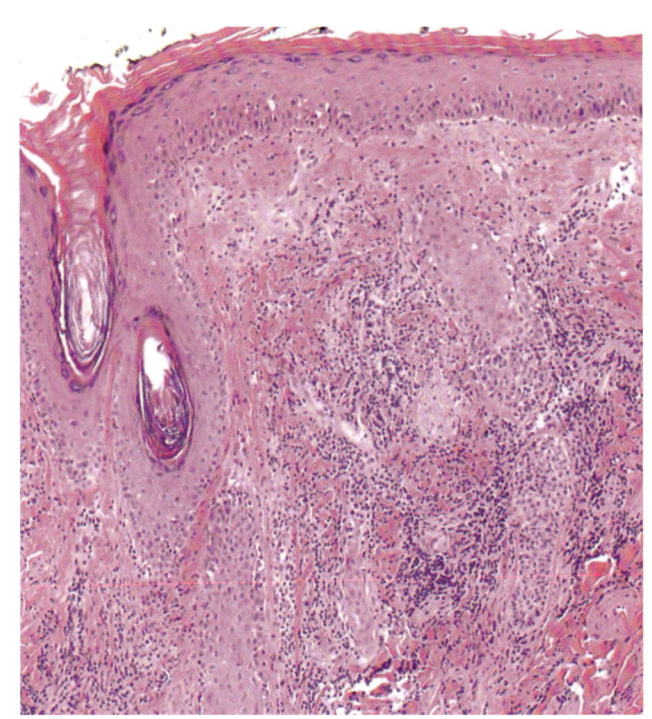

图 14.2 红斑狼疮：表皮萎缩，角栓形成，界面、血管周围以及附属器周围可见炎症浸润

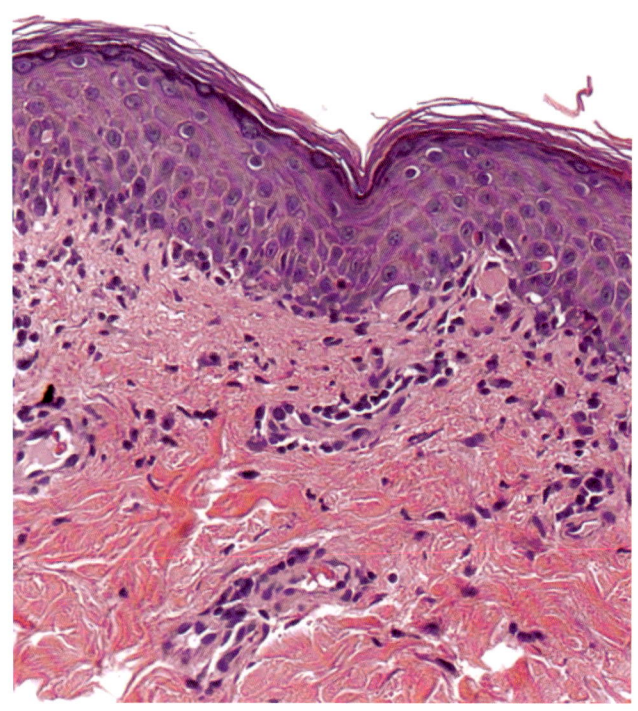

图 14.4 移植物抗宿主病：可见角化不良和界面皮炎

15　苔藓样皮炎

苔藓样皮炎以平行于表皮的真皮浅层带状炎症细胞浸润为特点。在部分病例中，炎症浸润紧邻真皮表皮交界处，使其界线模糊。

表15.1　苔藓样皮炎的鉴别诊断

	扁平苔藓	苔藓样药疹	固定性药疹	线状苔藓	光泽苔藓	苔藓样角化病	硬化性苔藓
角化过度	+	+	+	+	+	+	+
角化不全	−	+ 局灶性	−/+	+	+	+ 局灶性	−/+
颗粒层肥厚	+ 楔形	+ 楔形	−	−	−	+	+
棘层肥厚	+ 不规则	+ 不规则	+/−	+/−	− 萎缩	+/−	−
胶样小体	+	+	+	+ 伴角化不良	+	+	−
苔藓样浸润	+	+	+	−/+	+	+	+
附属器受累	−	−	−/+	+	−	−	−
真皮内嗜酸性粒细胞	−	+	−/+	−	−	−/+	−
透明样变且缺乏细胞的真皮	−	−	−	−	−	−	+

15 苔藓样皮炎

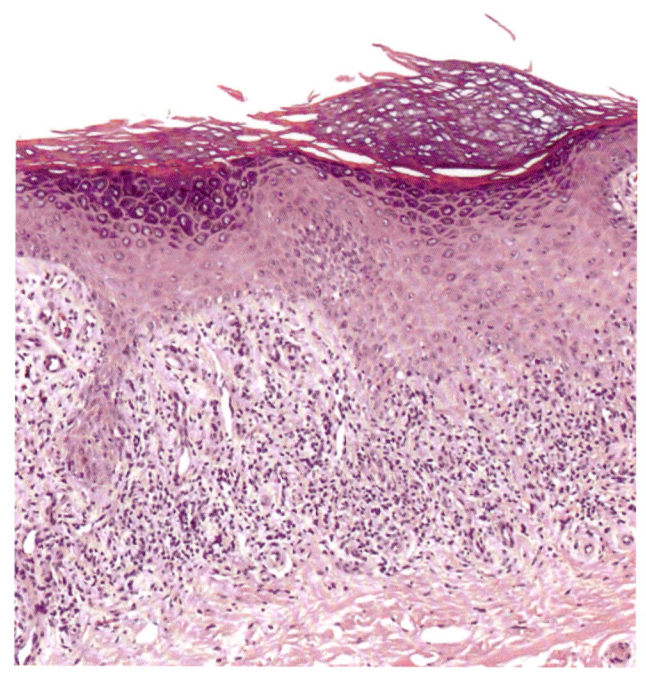

图 15.1　苔藓样皮炎：颗粒层楔形增厚伴不规则表皮增厚，可见带状炎症细胞沿表皮基底部分布

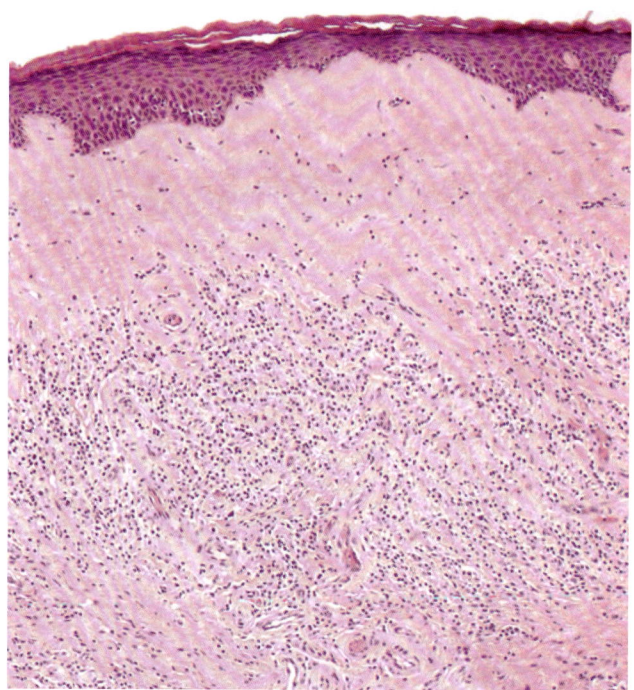

图 15.3　硬化性苔藓：表皮下方真皮可见嗜酸性均一化变性，其下方带状炎症细胞浸润

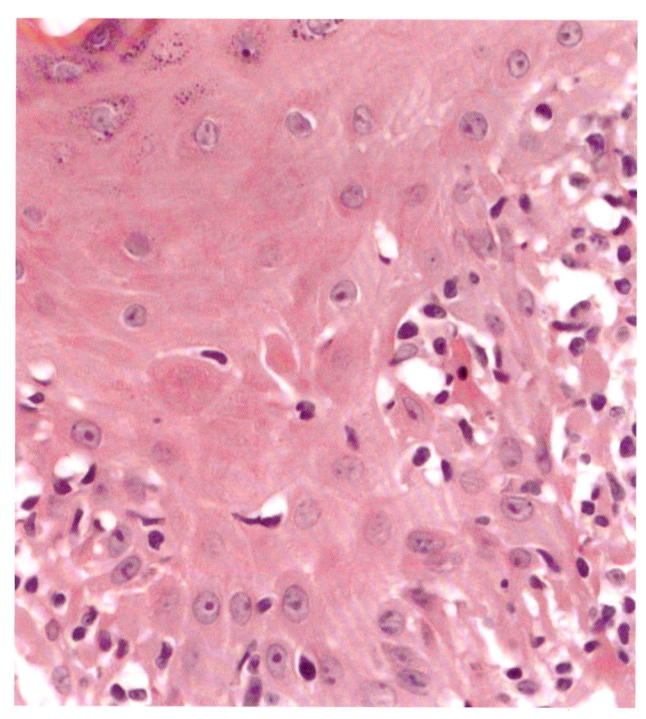

图 15.2　扁平苔藓中的胶样小体：这些嗜酸性小体在细胞外，位于表皮内或真皮浅层，也称为 Civatte 小体

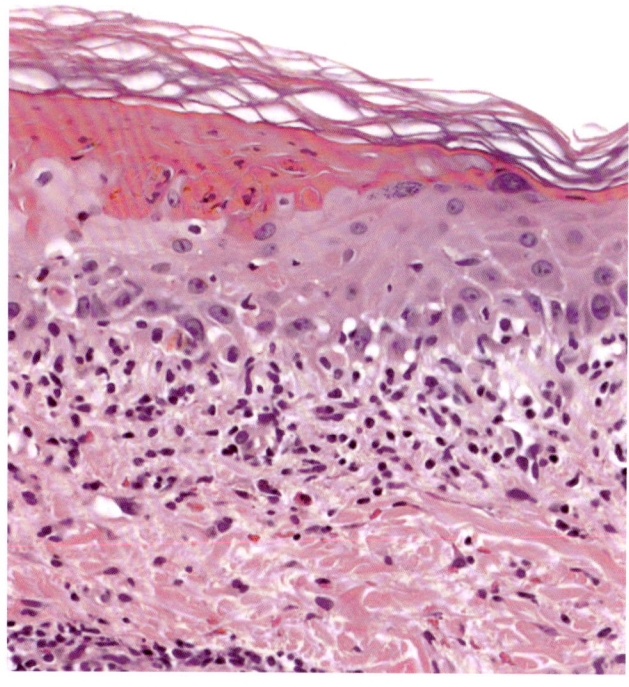

图 15.4　固定性药疹：可见大量的角化不良细胞和明显的界面皮炎，后者可呈致密的苔藓样表现

16 银屑病样皮炎

银屑病样皮炎以规则的表皮增生（棘层肥厚）为特点，皮突长度大致相等，表皮基底部相对平整，真皮乳头顶端的皮突常变薄。

表16.1 银屑病样皮炎的鉴别诊断

	银屑病	慢性单纯性苔藓 / 结节性痒疹	毛发红糠疹
角化不全模式	融合性	局灶性	棋盘样，类似"音阶上的音符"（正角化过度与角化不全交替出现）；毛囊周围
颗粒层减少	+	−	−/+
颗粒层增厚	−	+	+/−
浅层血管周围淋巴细胞	+	+	+
真皮乳头纤维化	−/+	+	−/+
真皮内嗜酸性粒细胞	−	+	−
其他	角质层内中性粒细胞微脓肿	神经增生	毛囊扩张，伴毛囊口周围角化不全

16 银屑病样皮炎

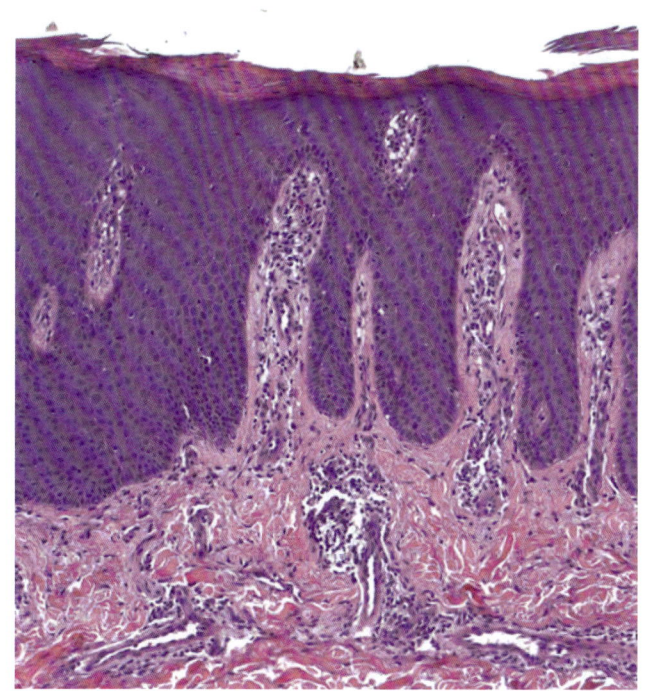

图 16.1 银屑病：规则的表皮增生伴真皮乳头顶端表皮变薄

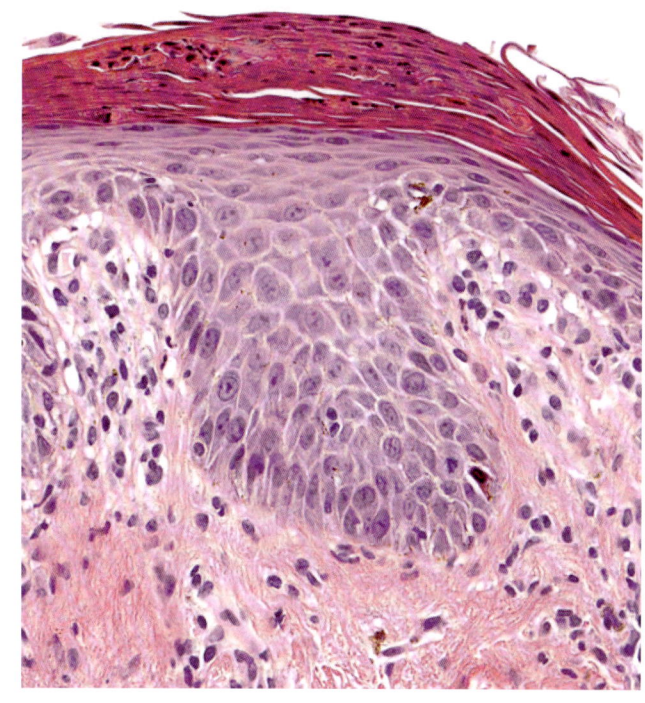

图 16.3 银屑病：表皮内可见中性粒细胞，在角质层聚集成微脓肿

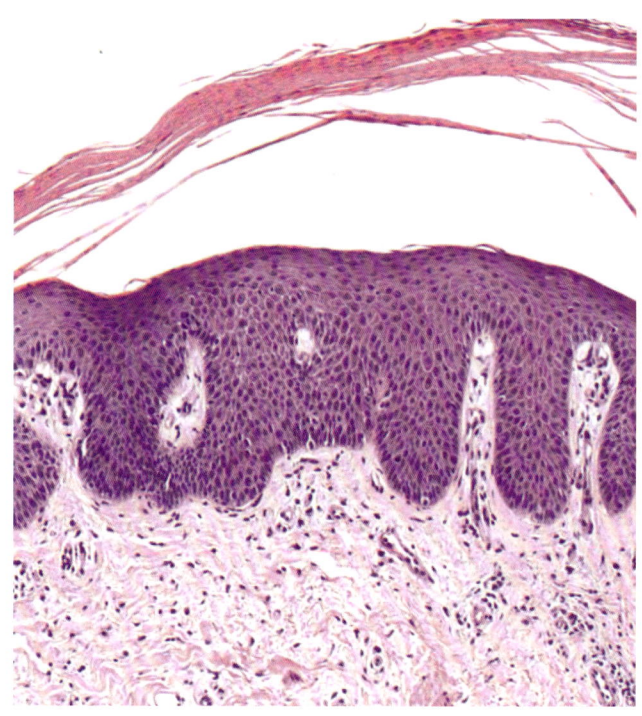

图 16.2 银屑病：弥漫性角化不全，可见其下方表皮颗粒细胞层缺失

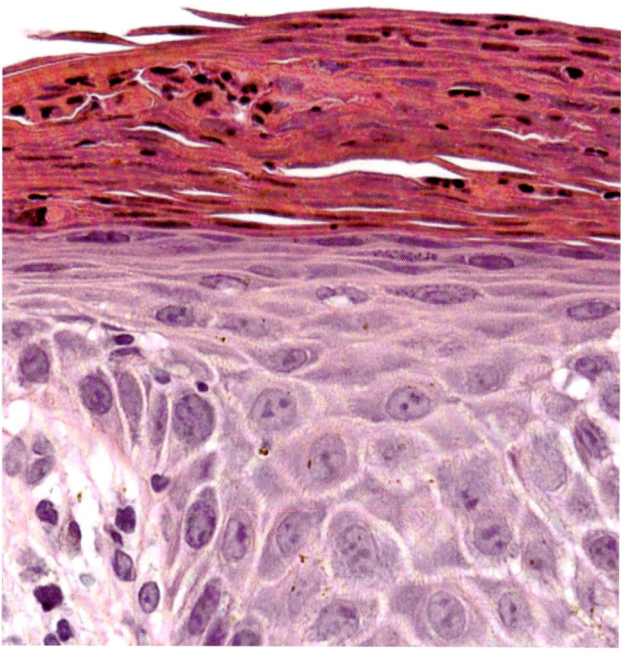

图 16.4 Munro 微脓肿：角质层中性粒细胞聚集是银屑病的特征性表现

17 穿通性皮肤病

反应性穿通性胶原病
- 经皮排出深嗜碱性变性的胶原纤维
- 真皮内慢性炎症浸润
- 三色法染色阳性

匍行性穿通性弹力纤维病
- 表皮向内倾斜伴表皮内通道和微脓肿形成
- "爪子和球"样模式,经表皮排出弹性物质、角蛋白和嗜碱性炎症碎片
- 弹力纤维染色示真皮内增厚的弹力纤维紧邻表皮并从中排出
- 程度不一的肉芽肿性浸润

穿通性毛囊炎
- 毛囊破裂伴真皮肉芽肿性炎症反应
- 毛囊上皮中的通道内包含嗜碱性碎片

Kyrle 病*(皮肤穿入性毛囊和毛囊旁角化过度症)
- 与慢性肾功能不全和尿毒症有关
- 角化过度,棘层肥厚
- 表皮内陷,填充由角蛋白和富含中性粒细胞的碎片组成的栓子
- 经表皮排出角化性物质
- 缺乏毛囊或毛干碎片
- 程度不一的真皮内淋巴组织细胞性炎症浸润

*从历史角度而言,Kyrle 病发生于肾病患者,表现出以上的一种或多种模式。由于它们存在明显的重叠,如今不再认为是截然不同的病种。

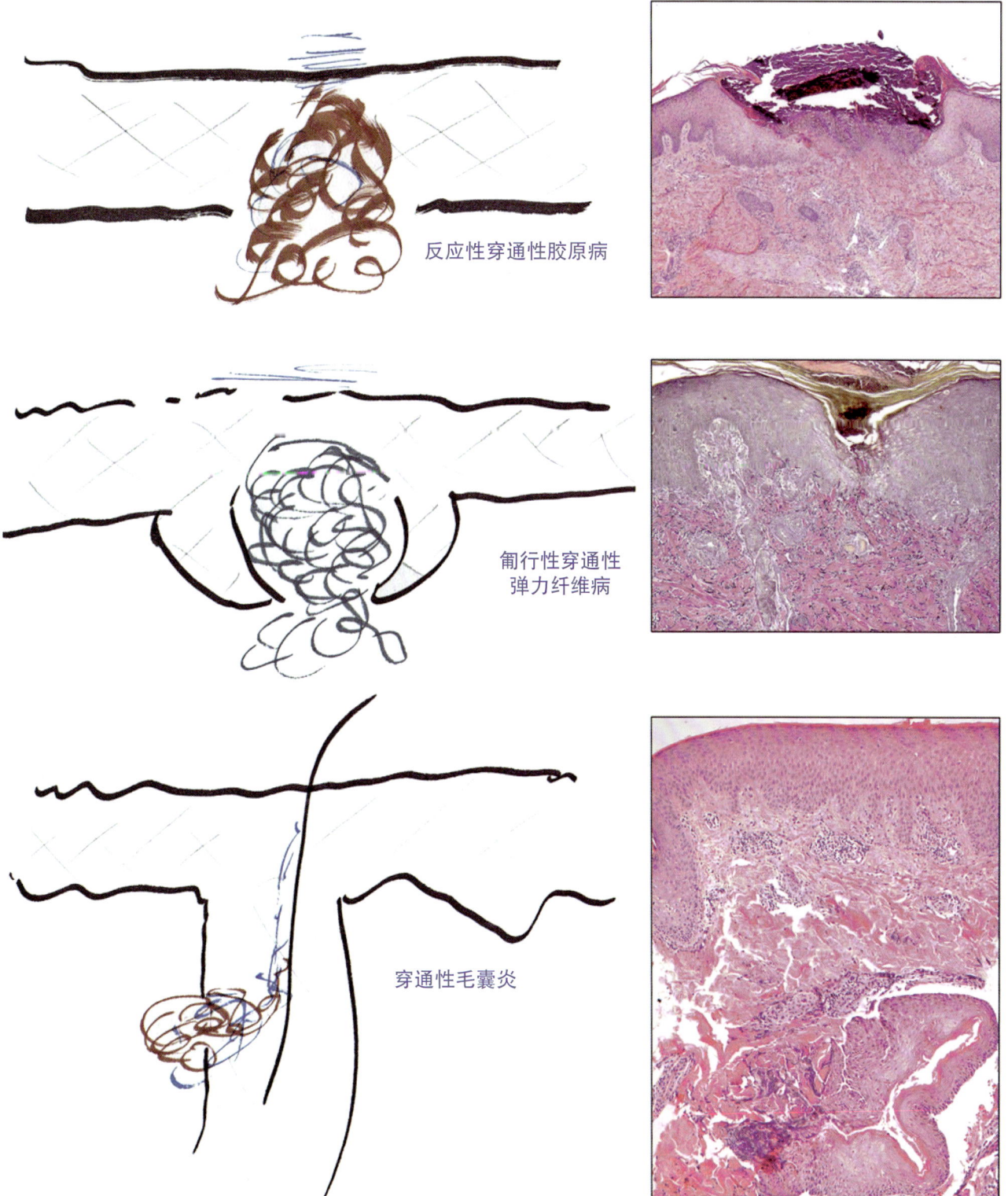

图17.1 穿通性疾病的3种模式，包括胶原通过表皮排出、表皮内包裹弹力纤维和真皮结缔组织成分穿通进入毛囊上皮

18 非感染性栅栏状肉芽肿性疾病

肉芽肿性皮炎有多种病因,许多是由感染性病原体引起的。本章着重于3种独立类型的非感染性栅栏状肉芽肿性皮炎。本章包括了结节病,这也是一种非感染性肉芽肿性皮炎,但很少出现栅栏状改变。

表18.1 非感染性栅栏状肉芽肿性皮炎的鉴别诊断

	乏细胞性中心区域	多核巨细胞	中性粒细胞碎片	真皮内位置
环状肉芽肿	黏蛋白(透明质酸)	+/−	−/+(与药物相关时+)	真皮浅层和中层
类脂质渐进性坏死(糖尿病性)	硬化性胶原	++	−	真皮浅层和深层
类风湿结节	区域性纤维蛋白	−	++	真皮深层和皮下脂肪
结节病	无	++	−	真皮全层

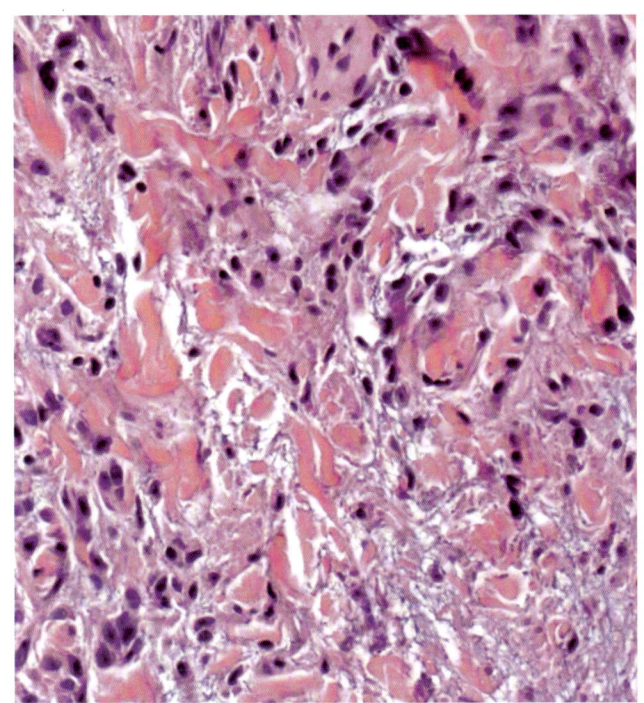

图 18.1 环状肉芽肿：淋巴细胞和组织细胞围绕乏细胞真皮区域呈栅栏状排列，其内有大量嗜碱性黏蛋白

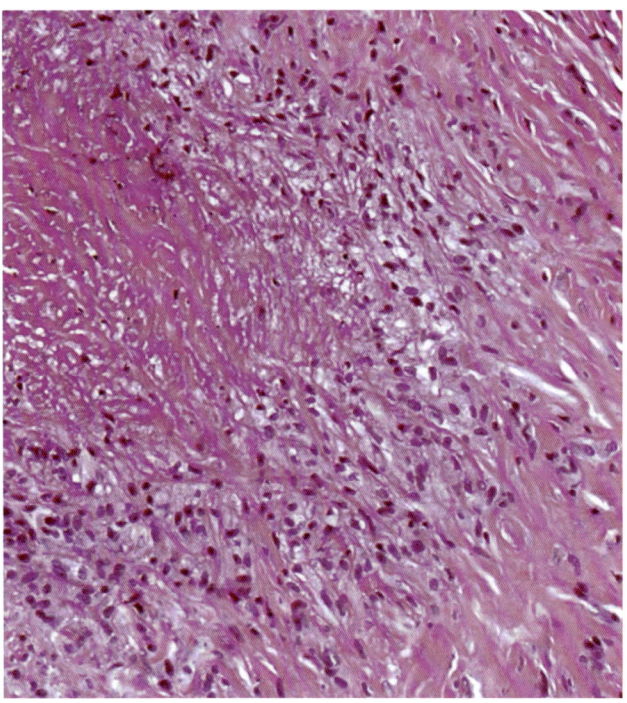

图 18.3 类风湿结节：真皮内纤维素样坏死，绕以栅栏状排列的成纤维细胞和炎症细胞

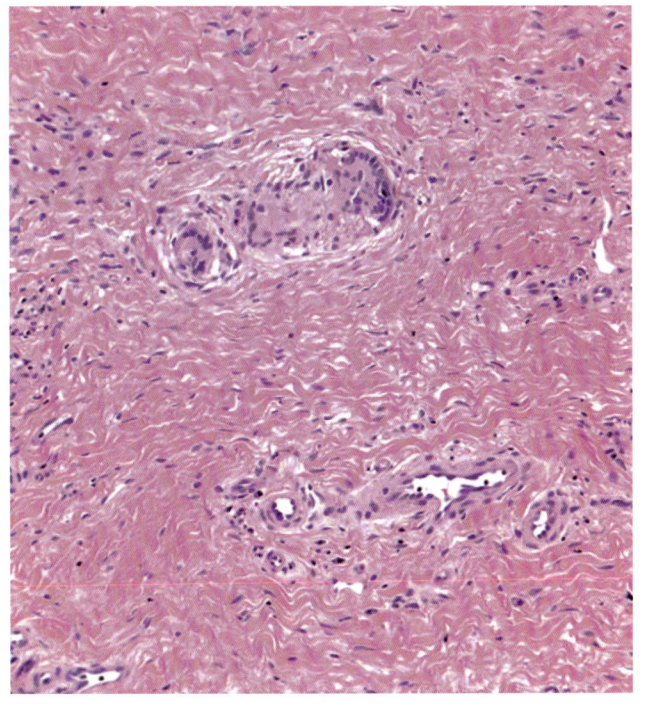

图 18.2 类脂质渐进性坏死：嗜酸性硬化性胶原区域，可见多核巨细胞

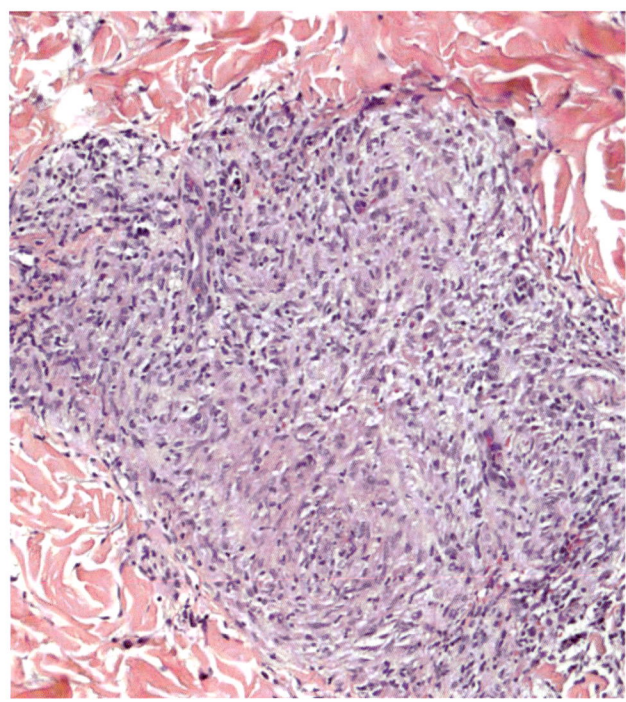

图 18.4 结节病：上皮样组织细胞紧密聚集，周围可见少量淋巴细胞

19 7L——7种具有浅层和深层血管周围单一核/淋巴样细胞浸润的疾病

组织学层面鉴别浅层和深层血管周围单一核细胞及淋巴样细胞浸润性疾病时，我们采用便于记忆的"7L"（译者注：以英文字母L开头的7种疾病）以帮助鉴别。显著的真皮浅层水肿见于多形性日光疹；而炎症浸润累及附属器结构，尤其是外泌汗腺受累时，支持红斑狼疮的诊断。嗜酸性粒细胞和反应性淋巴样滤泡可见于皮肤淋巴样增生，尤其是在病因为对节肢动物叮咬的持久反应时。

表19.1 浅层和深层血管周围淋巴样细胞浸润性疾病的鉴别诊断，表皮和真皮改变

	表皮改变	真皮改变	附属器周围炎症	淋巴样滤泡	嗜酸性粒细胞
红斑狼疮（Lupus）	萎缩，界面皮炎	黏蛋白沉积	+	−	−
Jessner淋巴细胞浸润症（Lymphocytic infiltrate of Jessner）	萎缩，界面皮炎	黏蛋白沉积	+	−	−
多形性日光疹（PMLE）	棘层肥厚，角化不良	水肿	−	−	−
莱姆病（Lyme）-博氏疏螺旋体感染	无或点状	−	−	−	−/+
梅毒（Lues）	增厚	浆细胞	−/+	−	−
白血病（Leukemia）（罕见）（CLL）	−	−	−	−	−
淋巴细胞瘤（Lymphocytoma）（CLH）	−	−	−	−/+	−/+

CLL，慢性淋巴细胞白血病；CLH，皮肤淋巴样增生

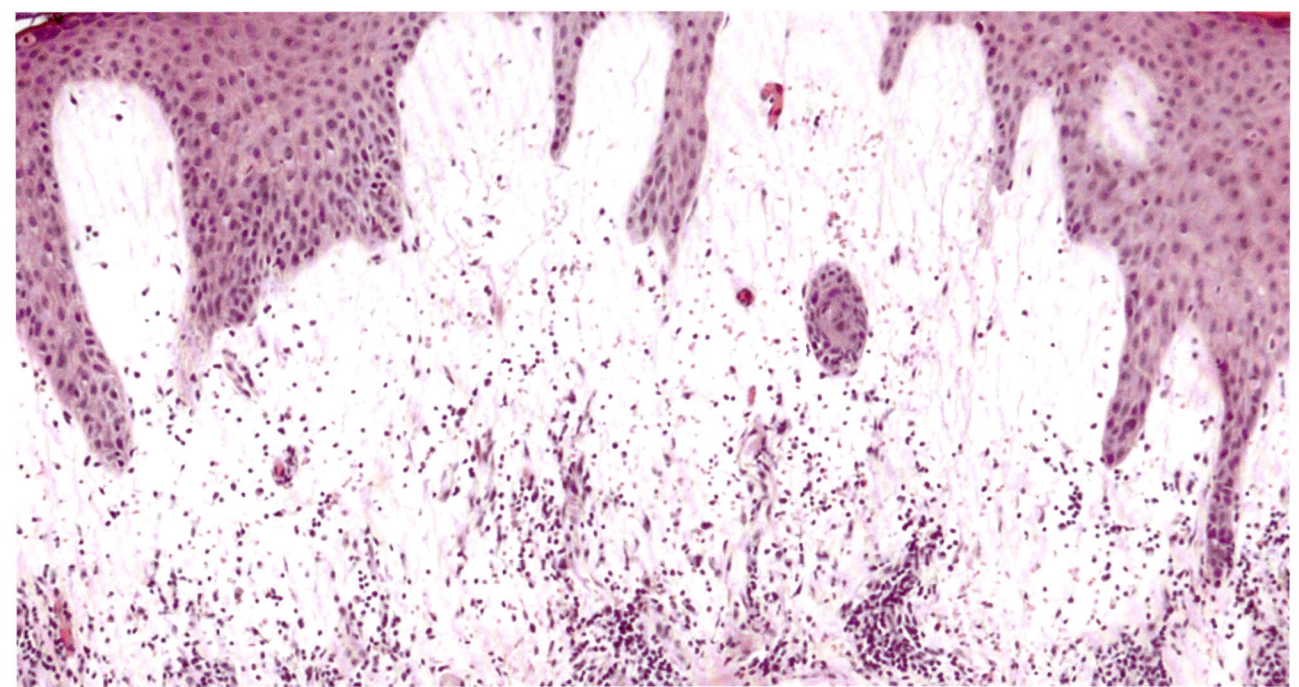

图 19.1　多形性日光疹：可见显著的真皮乳头层水肿和表皮棘层肥厚

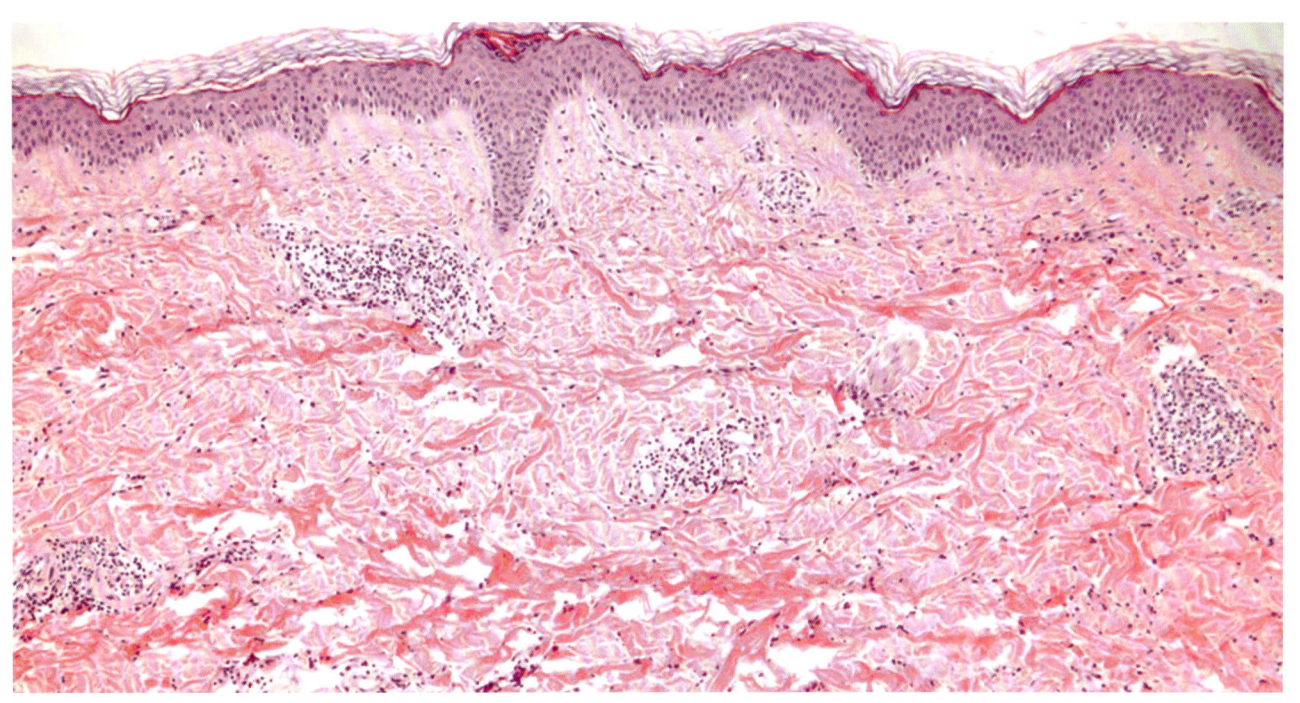

图 19.2　慢性游走性红斑（莱姆病，回状红斑）：表皮改变轻微，可见血管周围单一核细胞浸润，伴散在嗜酸性粒细胞

20 血管炎和血管病

血管炎以血管内皮损伤和血管壁坏死为特征,血管病表现为血管内栓塞,常无显著炎症。白细胞碎裂性血管炎以中性粒细胞、核尘(白细胞碎裂)和血管壁纤维素样坏死为特点。

表20.1 血管炎和血管病的特点

	混合性冷球蛋白血症、蛋白C缺乏症、DIC、败血症、狼疮抗凝物	暴发性紫癜、单克隆性冷球蛋白血症、华法林坏死	淋巴细胞性血管炎、药物导致的血管炎	白塞病、冻疮
血管腔内栓塞	-/+	+	+/-	-/+
血管壁坏死	+	-/+	+/-	+/-
中性粒细胞,白细胞碎裂	+	-	-	-/+
嗜酸性粒细胞	-	-	+/-	-/+
淋巴细胞	-	-	+	+

DIC,弥散性血管内凝血

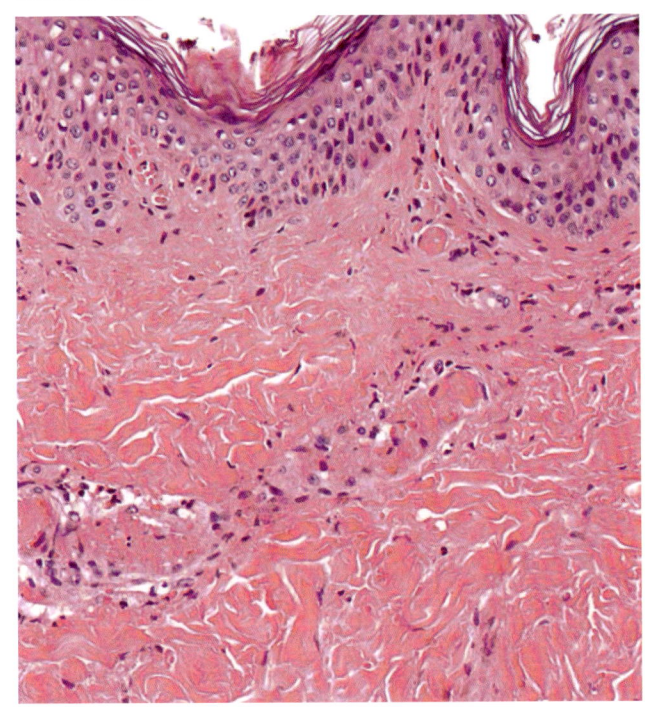

图 20.1 暴发性紫癜：真皮浅层血管由微血栓阻塞，炎症轻微

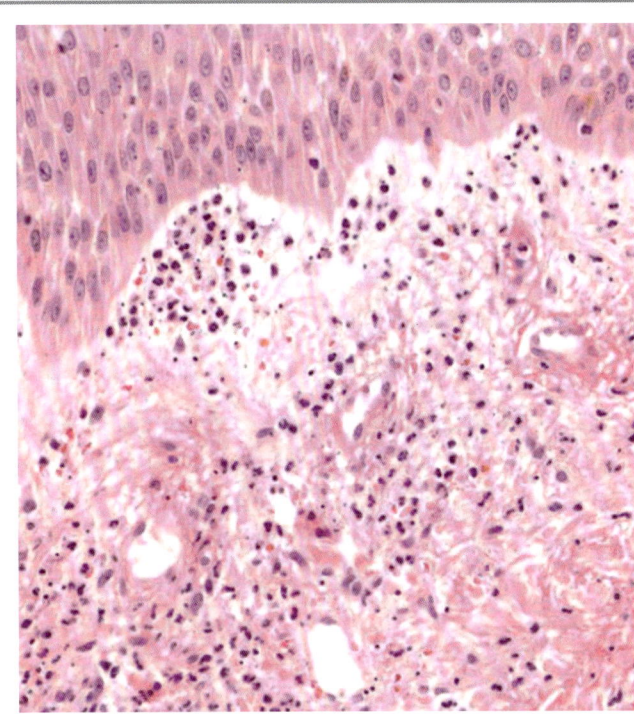

图 20.3 Henoch-Schoenlein 紫癜（HSP）：可见白细胞碎裂性血管炎，以核碎裂和血管壁纤维素样坏死的存在为特征

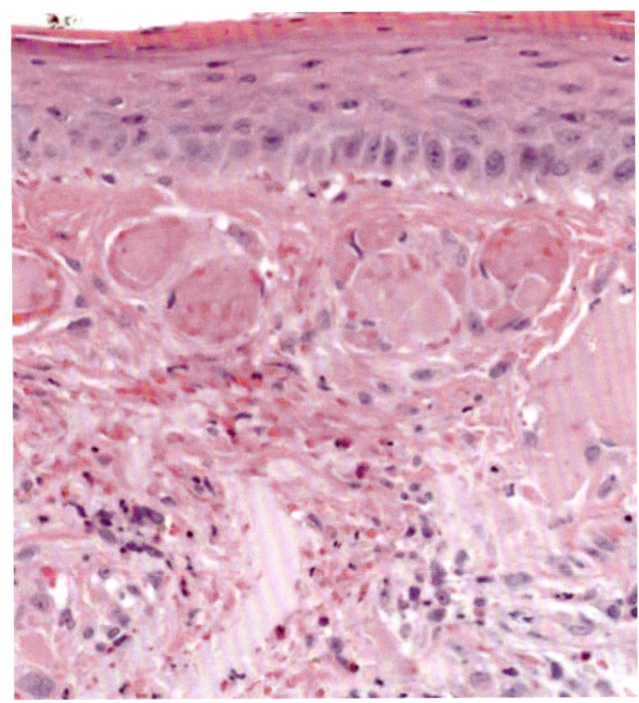

图 20.2 单克隆性冷球蛋白血症：真皮浅层血管内充满均质性栓塞，栓子内可见裂隙，炎症浸润轻微

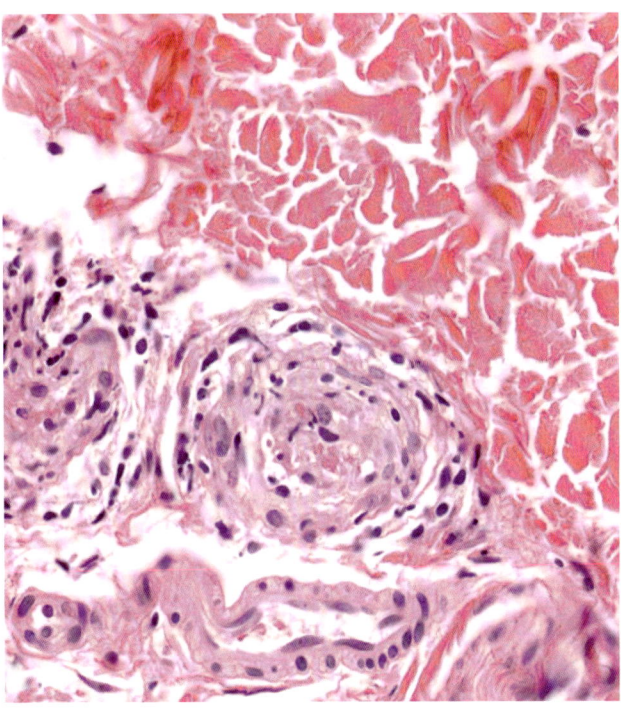

图 20.4 冻疮：淋巴细胞性血管炎不伴显著的中性粒细胞浸润或管腔内栓塞

第四部分

结节性淋巴样增生性疾病

21 淋巴细胞抗原

免疫组化染色技术在淋巴细胞浸润性疾病的鉴别中很有价值。利用特异性抗体可以检测决定种系和分化状态的蛋白质来确定细胞的来源。

表21.1 皮肤淋巴样浸润性疾病中常用于免疫组化分析的淋巴细胞抗原

	正常细胞	肿瘤	应用
CD2	大多数T细胞	CTCL	在部分CTCL中可丢失
CD3	T细胞	CTCL	最好的T细胞系标志物
CD4	辅助性T细胞	大多数MF	正常CD4：CD8≈2:1
CD5	T细胞，部分B细胞	CLL，部分pcMZL	在CTCL中偶有丢失，与CD43和CD20同时表达：CLL或pcMZL
CD8	抑制性T细胞	侵袭性嗜表皮CD8$^+$CTCL；耳部惰性CD8$^+$淋巴组织增生	正常CD4：CD8≈2:1
CD10	滤泡中心细胞	FCL，部分MZL	在FCL中阳性
CD20	B细胞	B细胞淋巴瘤	最好的B细胞系标志物
CD21	滤泡树突状细胞	树突状细胞肉瘤	在CD21$^+$FDC网状组织中确定淋巴样滤泡
CD23	滤泡树突状细胞，部分B细胞	CLL	
CD25	T细胞，肥大细胞	CTCL	IL2R（CD25）可作为CTCL的药物靶点
CD30	活化T细胞	LPD中的CD30$^+$大细胞	证实CD30$^+$LPD
BCL2	所有淋巴细胞，除滤泡中心B细胞外	在DLBCL中强阳性；在大多数pcFCL中缺失	pcFCL和反应性淋巴样滤泡阴性
BCL6	滤泡中心B细胞	pcFCL，DLBCL（弱阳性）	评估B细胞淋巴瘤；在FCL中强阳性
βF1	α/β T细胞	α/β肿瘤通常阳性；γ/δ肿瘤阴性	若阳性，证实α/β肿瘤

pcDLBCL，原发性皮肤弥漫性大B细胞淋巴瘤；pcMZL，黏膜相关淋巴样组织结外边缘区B细胞淋巴瘤，原发性皮肤边缘区淋巴瘤；pcFCL，原发性皮肤滤泡中心淋巴瘤；CTCL，皮肤T细胞淋巴瘤；CLL，慢性淋巴细胞白血病/淋巴瘤；LPD，淋巴增生性疾病；MF，蕈样肉芽肿；FDC，滤泡树突状细胞

21 淋巴细胞抗原

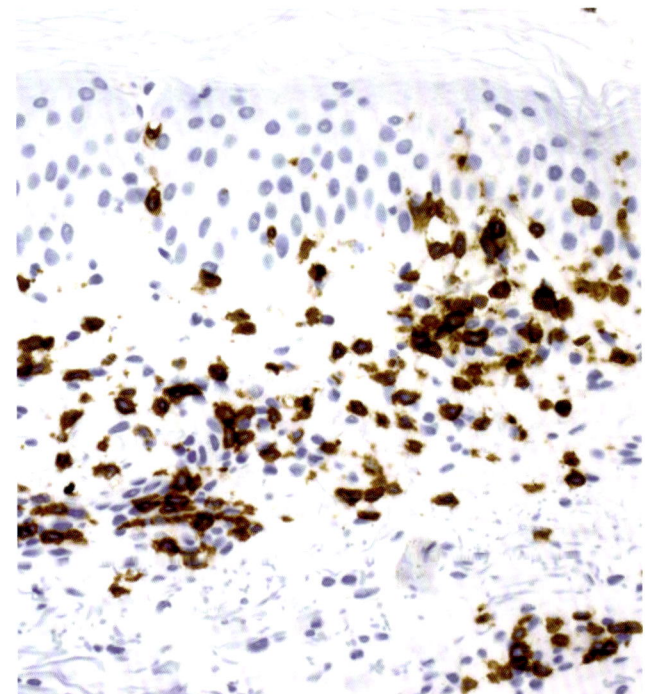

图 21.1　皮肤过敏反应中的 CD8[+] T 细胞

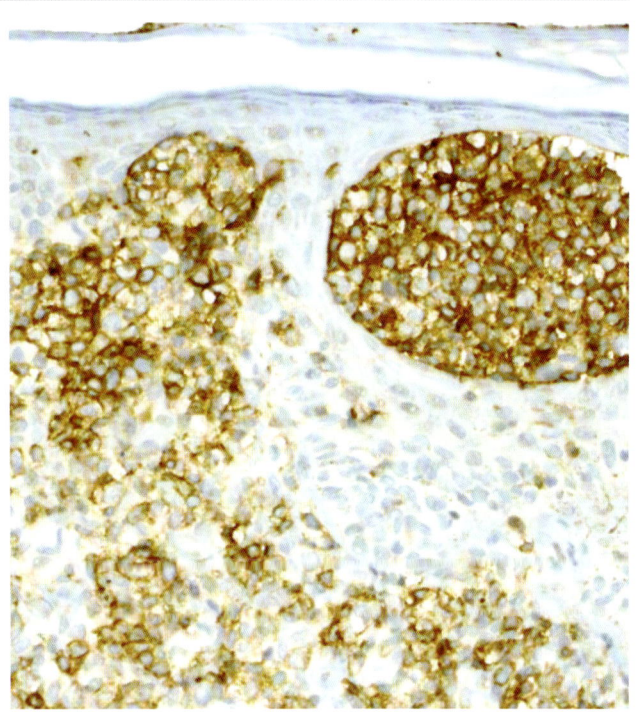

图 21.3　蕈样肉芽肿中的 CD25[+] T 淋巴细胞

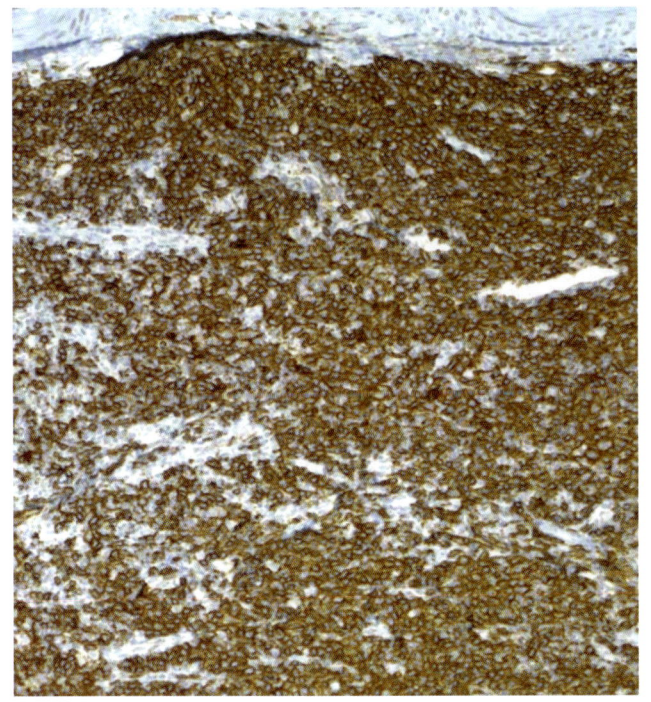

图 21.2　原发性皮肤滤泡中心淋巴瘤中的 CD20[+] B 细胞

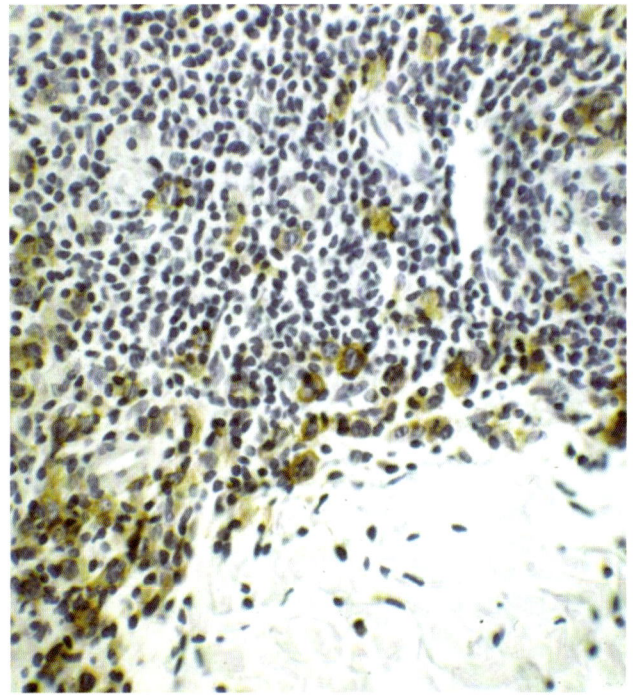

图 21.4　淋巴瘤样丘疹病中的 CD30[+] 大细胞

22 皮肤淋巴样增生和淋巴瘤中的淋巴样滤泡

淋巴样滤泡可见于皮肤淋巴样增生中,并特征性地出现于低分化 B 细胞淋巴瘤(结外黏膜相关淋巴样组织 B 细胞淋巴瘤 / 边缘区淋巴瘤和滤泡中心淋巴瘤)中。

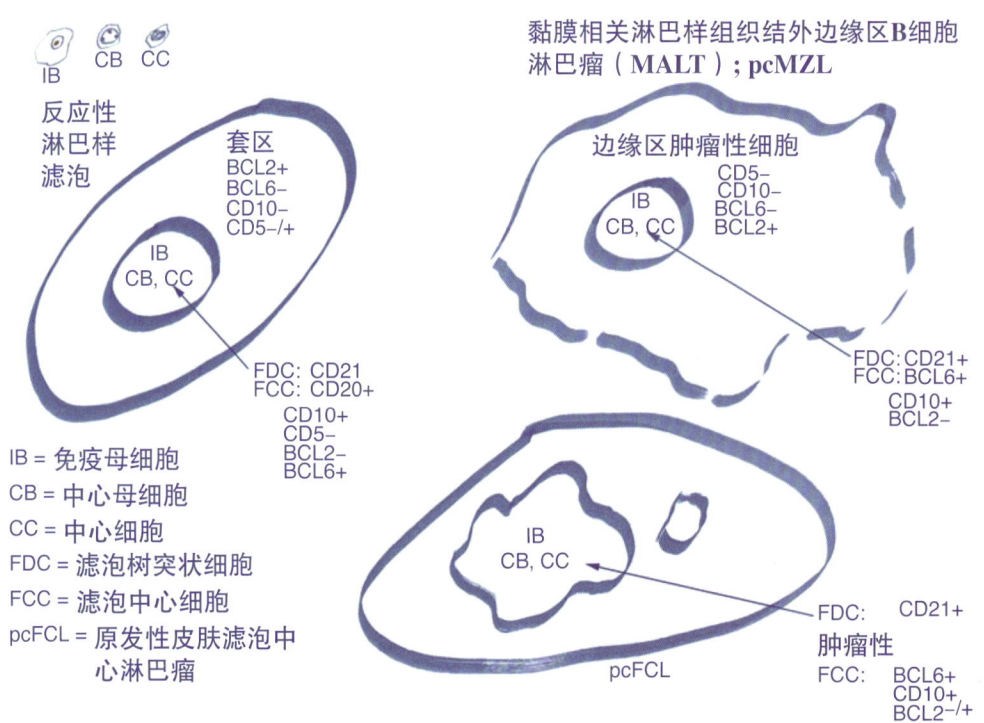

图 22.1 淋巴样增生和 B 细胞淋巴瘤中的淋巴样滤泡结构。反应性淋巴样滤泡通常具有圆形或椭圆形的滤泡中心,其中央致密聚集 BCL6⁺、BCL2⁻ 的 B 细胞。边缘区淋巴瘤的淋巴样滤泡周围为浆细胞区和 / 或边缘区 B 细胞带。偶可见肿瘤性 BCL6⁻、BCL2⁺ 边缘区 B 细胞浸润或侵占淋巴滤泡,使 BCL6⁺、BCL2⁻ 滤泡中心细胞弥散。由于肿瘤性 BCL6⁺ B 细胞可超出正常的滤泡结构,滤泡中心淋巴瘤的淋巴样滤泡形状可不规则。

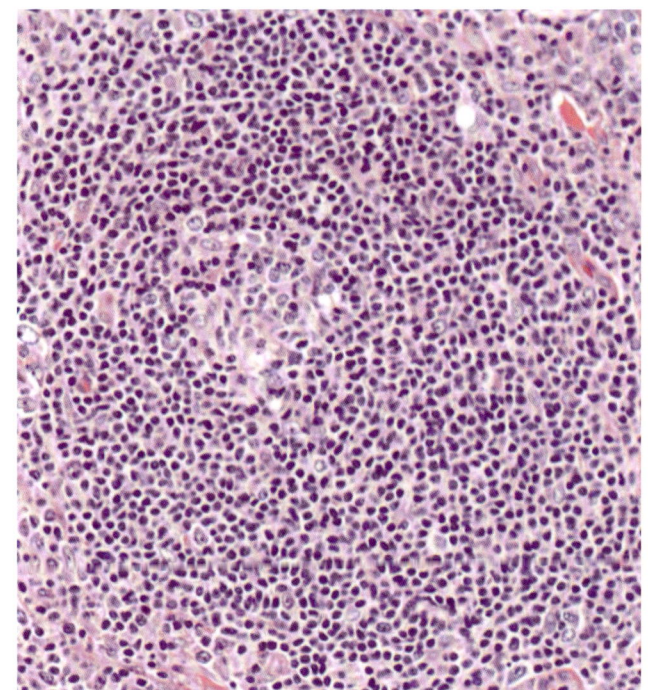

图 22.2 反应性淋巴样滤泡，苏木素 - 伊红（HE）染色

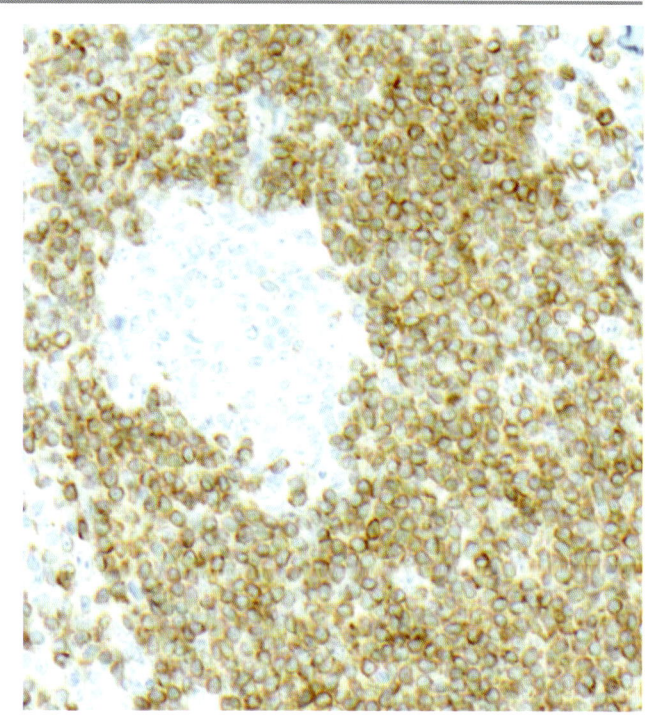

图 22.3 反应性淋巴样滤泡，BCL2 染色示除滤泡中心 B 细胞外的所有淋巴细胞

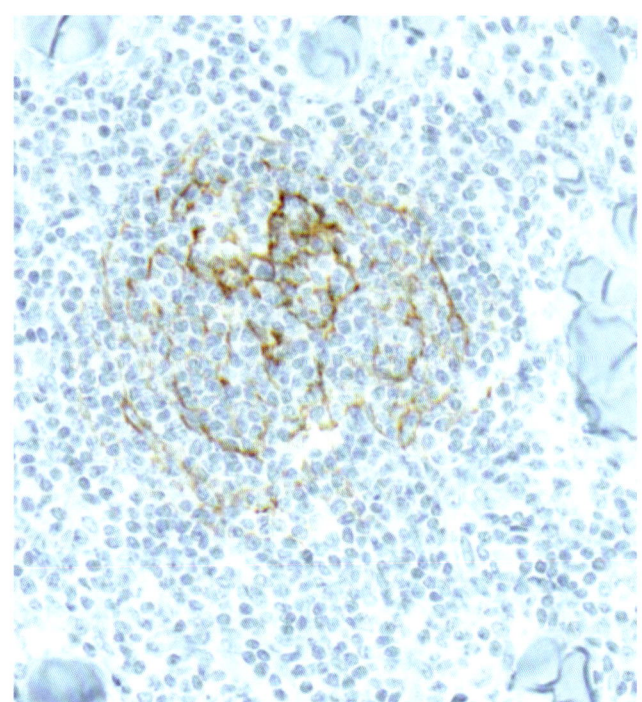

图 22.4 反应性淋巴样滤泡，CD21 染色示滤泡树突状细胞网络

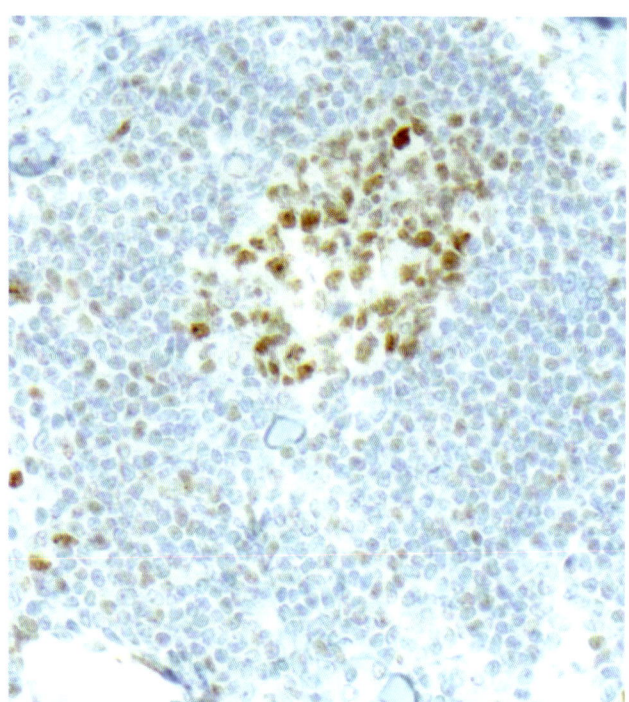

图 22.5 反应性淋巴样滤泡，BCL6 染色示滤泡中心 B 细胞

第五部分

上皮增生性疾病

23 上皮增生性疾病的免疫组化染色

表皮和附属器结构来源的上皮性肿瘤可具有角质形成细胞的细胞学特点和上皮样生长模式。应用抗体进行免疫组化染色来检测与肿瘤细胞起源相关的特异性蛋白质,可帮助诊断。

表23.1 免疫组化染色在毛发、鳞状上皮和附属器来源肿瘤鉴别诊断中的应用

	毛发上皮瘤	基底细胞癌	鳞状细胞癌	皮脂腺癌	外泌汗腺癌	微囊肿附属器癌
BCL-2	仅外周细胞+	弥漫+	−(25%局灶+)			局灶+
BerEP4	60%+	弥漫+	−(转移灶中+)			−
CK5/6	+	+	+	+	+	
CK7	−	60% −	−	+	+	−
CK15	局灶+	−	−	+		+
CK17		弥漫+	−(片状或边缘+)		中心+	
CK20	局灶+	−	−	−		
CK903	+	+	+		+	+
CAM 5.2		边缘+	−	+		
CD10	间质细胞+	60%+	−			
CEA	−		−	−(正常腺体+)	+	内层+
EMA	±	−	+	+	+	±
Ki-67	<1%	20%~40%	25%~35%	40%~50%		5%
P53	−	+		−	+	−
SMA		±	−		+	

空格表示在该肿瘤中该标志物的分布证据不足

23 上皮增生性疾病的免疫组化染色

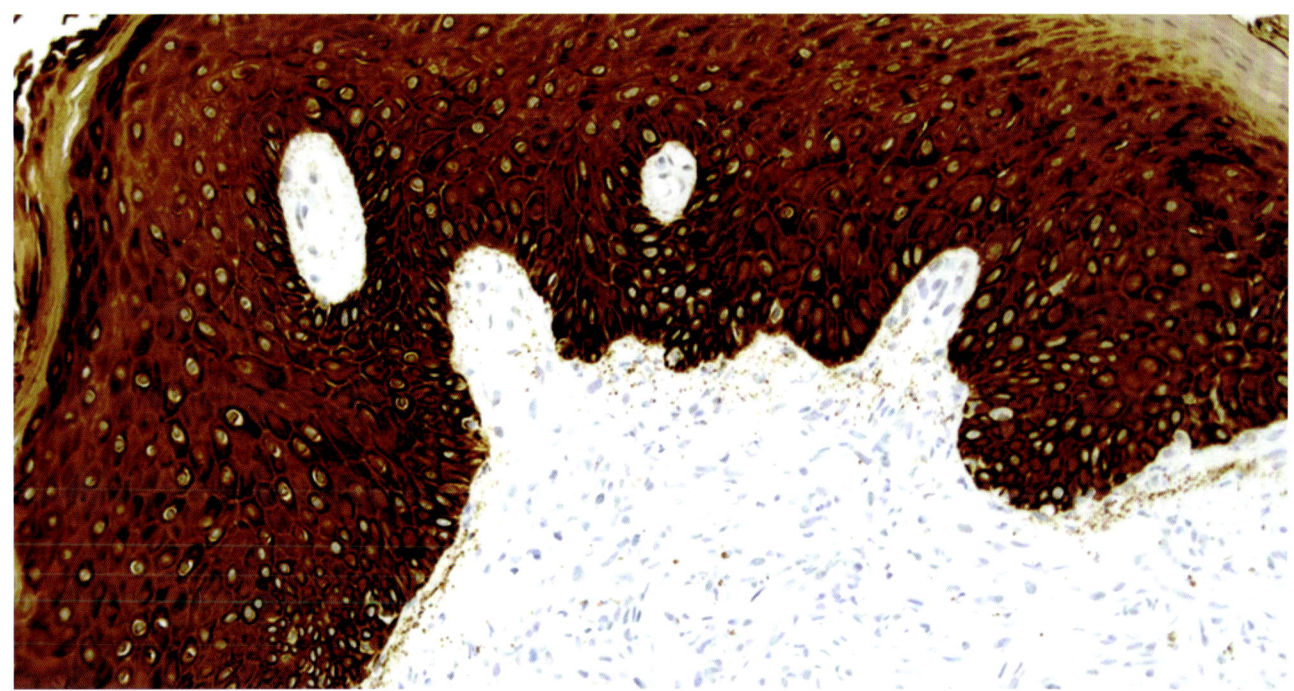

图 23.1 表皮内细胞角蛋白 5/6（CK5/6）。表皮角质形成细胞弥漫着色

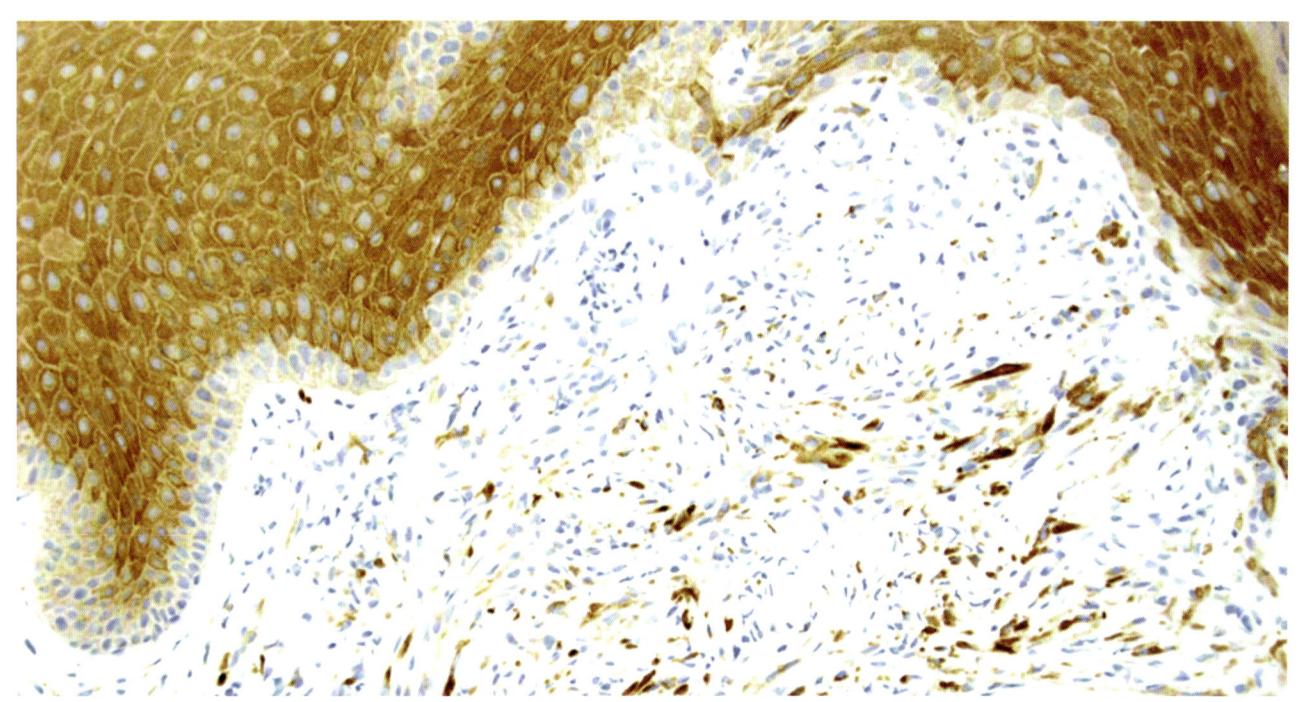

图 23.2 细胞角蛋白 AE1.3/CAM5.2 在表皮和梭形细胞鳞状细胞癌中的染色。CK AE1.3/CAM5.2 对表皮的染色不如 CK5/6 均匀一致。表皮下方侵袭性鳞状细胞癌的梭形细胞 CK AE1.3/CAM5.2 染色阳性

24 光线性角化病

本病的组织病理学特点可用首字母缩拼词"SPAIN"概括：

日光弹力变性（Solar elastosis）
角化不全（Parakeratosis）
不典型基底层角质形成细胞（Atypical basal layer keratinocytes）
炎性浸润（Inflammatory infiltrate）
非全层的不典型角质形成细胞增生（No full thickness keratinocyte atypia）（若有全层不典型角质形成细胞则考虑原位鳞状细胞癌）

SPAK（播散性色素型光线性角化病，spreading pigmented AK）：

- 也用 SPAIN 帮助记忆
- 但无角化不全
    - SPAIN 中的 P 用 SPAK 中的 P 代替，即基底层角质形成细胞内色素增加（pigmentation of basal layer keratinocytes）
- 临床上鉴别诊断包括雀斑样痣或恶性雀斑样痣

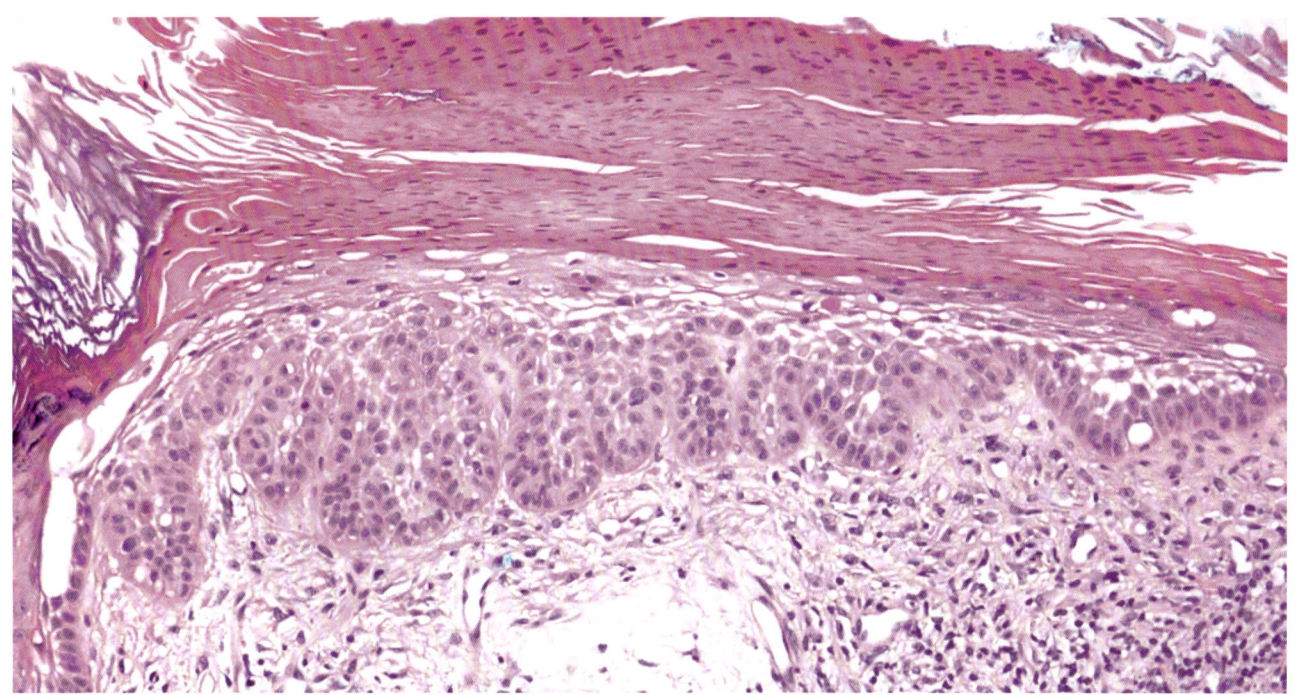

图 24.1　光线性角化病：可见明显的角化不全、不典型角质形成细胞、炎性浸润和日光弹力变性

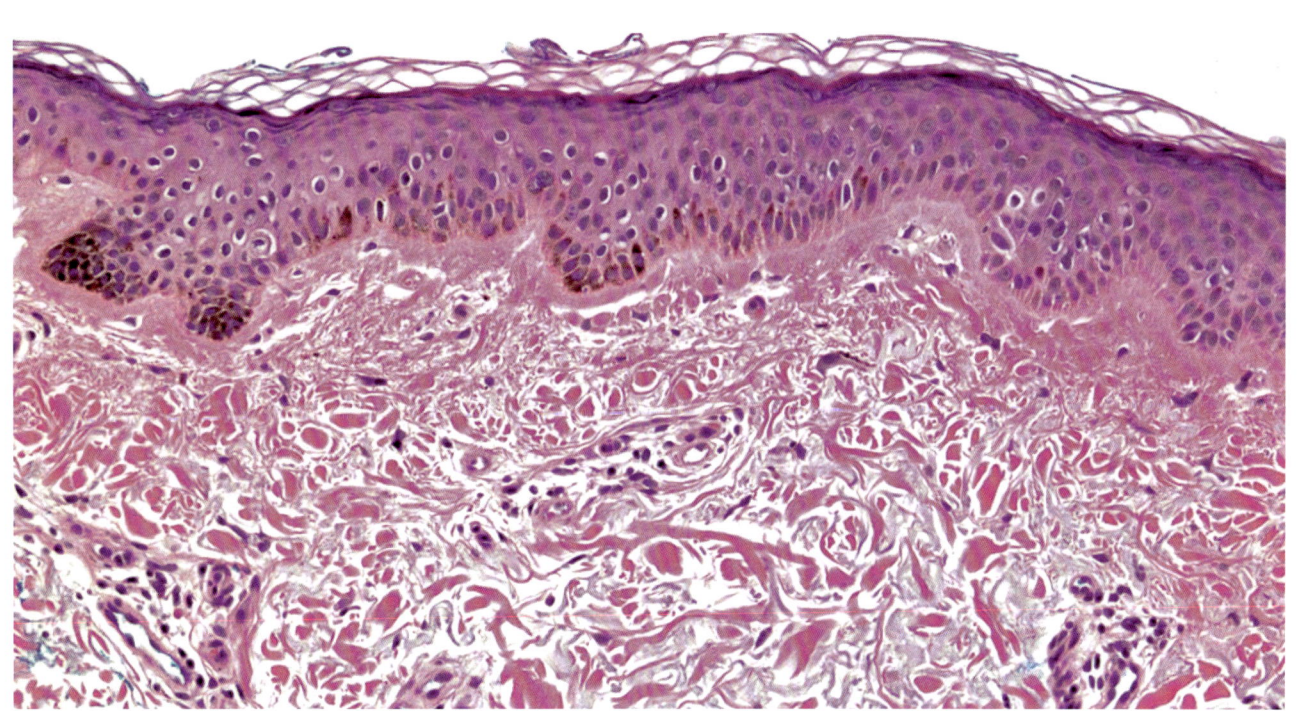

图 24.2　播散性色素型光线性角化病：可见基底层角质形成细胞内色素增加、不典型角质形成细胞和日光弹力变性

25 光线性角化病向鳞状细胞癌进展

日光损伤皮肤可通过 2 个主要途径进展为侵袭性鳞状细胞癌。在这两种情况中，基底层角质形成细胞出现转化，表现出细胞学不典型性和增生活跃。

1. 最常见途径：若转化的基底层角质形成细胞能够突破基底膜带，则侵犯真皮，通常形成高分化的鳞状细胞癌。

2. 少见途径：若转化的基底层角质形成细胞不能突破基底膜带，它们将累及表皮全层，并取代毛囊上皮，进展为原位鳞状细胞癌。其后，若这些肿瘤细胞进展突破基底膜带后，则侵犯真皮，成为中度分化的鳞状细胞癌。

25 光线性角化病向鳞状细胞癌进展

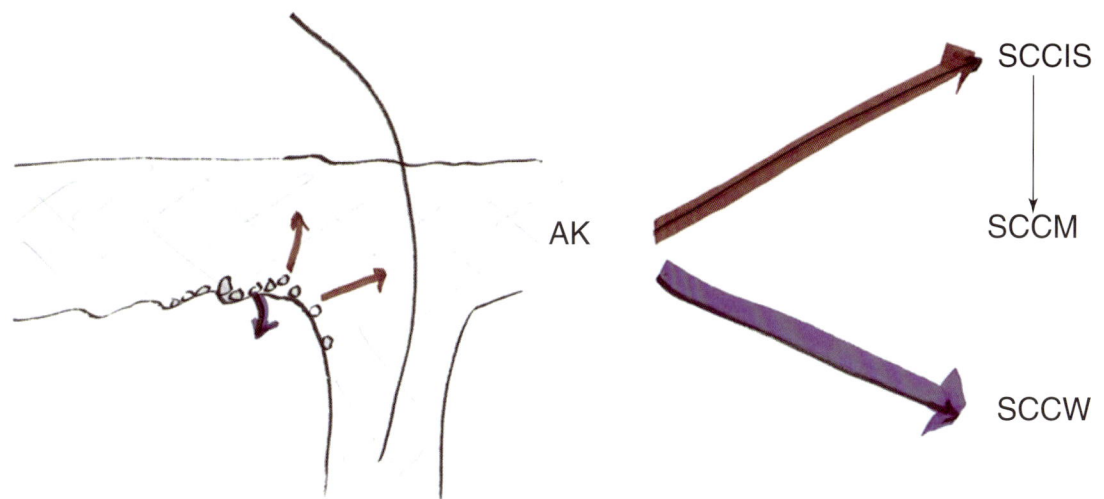

图 25.1　鳞状细胞瘤变和侵袭的示意图。光线性角化病（AK）是进展至高分化侵袭性鳞状细胞癌（SCCW）最常见的癌前病变。原位鳞状细胞癌是进展至中度分化的侵袭性鳞状细胞癌（SCCM）较常见的癌前病变

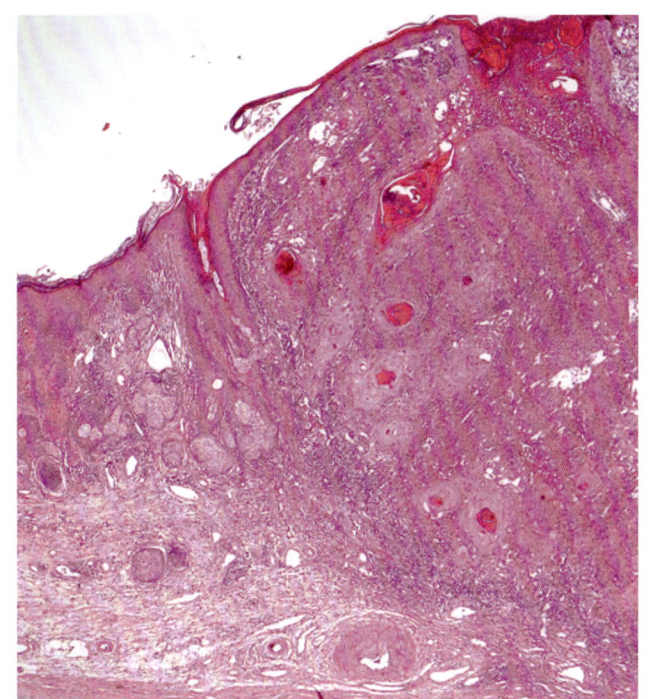

图 25.2　高分化的侵袭性鳞状细胞癌（右）和邻近的光线性角化病（左）

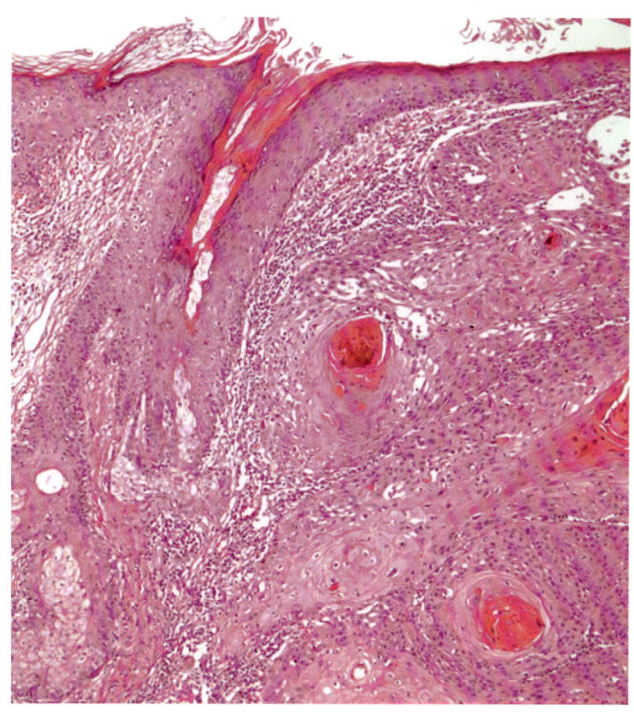

图 25.3　分化良好的侵袭性鳞状细胞癌。未见原位癌前病变，其癌前病变为光线性角化病

26 外阴非典型增生和瘤变

外阴上皮异常的鉴别诊断包括炎性疾病和人乳头瘤病毒（HPV）感染所致病变。尖锐湿疣是HPV导致的最常见的散发皮损。其病变可轻微，类似脂溢性角化症，也可出现广泛的凹空细胞。外阴非典型增生可与炎症疾病（如扁平苔藓或硬化性苔藓）或与HPV相关，二者的病理改变之间存在明显重叠。将这些疾病归类为经典型/鲍恩样型和单纯型/分化型外阴上皮内肿瘤（vulvar intraepidermal neoplasia, VIN）是进一步鉴别诊断的基础。

尖锐湿疣
- 角化不全，角化过度，颗粒层增厚，棘层乳头瘤样增生
- 凹空细胞形成，伴粗大的透明角质颗粒
- 与HPV 6和11型相关
- 有丝分裂局限于上皮层下1/3（VIN Ⅰ级）

经典型（鲍恩样型）VIN：常HPV阳性
- 角化不全，角化过度
- 表皮增生，伴成熟紊乱、角化不良、细胞聚集、胞质减少、核质比例增大（呈蓝色）、核膜不规则
  - 浅层细胞可表现为凹空细胞不典型性
- 上皮全层出现异常核分裂象
- 可累及毛囊上皮和前庭大腺导管
- 偶可进展至HPV相关SCC
- p16阳性

单纯型（分化型）VIN：常HPV阴性
- 角化不全，角化过度
- 表皮增生，伴基底细胞轻度至中度不典型性
  - 鳞状上皮细胞增大，伴明显的细胞间桥、胞质丰富，呈明亮嗜酸性红染（呈粉红色）、泡状核和大核仁（如分化良好者）
  - 无成熟紊乱，轻度核多形性
- 异常分化的角质形成细胞漩涡状排列，偶见角珠
- 表皮基底部散在核分裂象
- 常伴苔藓样炎症浸润（扁平苔藓、硬化性苔藓、慢性单纯性苔藓）
- 常进展为HPV阴性的SCC
  - 比经典型VIN更易进展至侵袭性SCC
  - 在真皮乳头内寻找间质微侵袭灶
- p53阳性

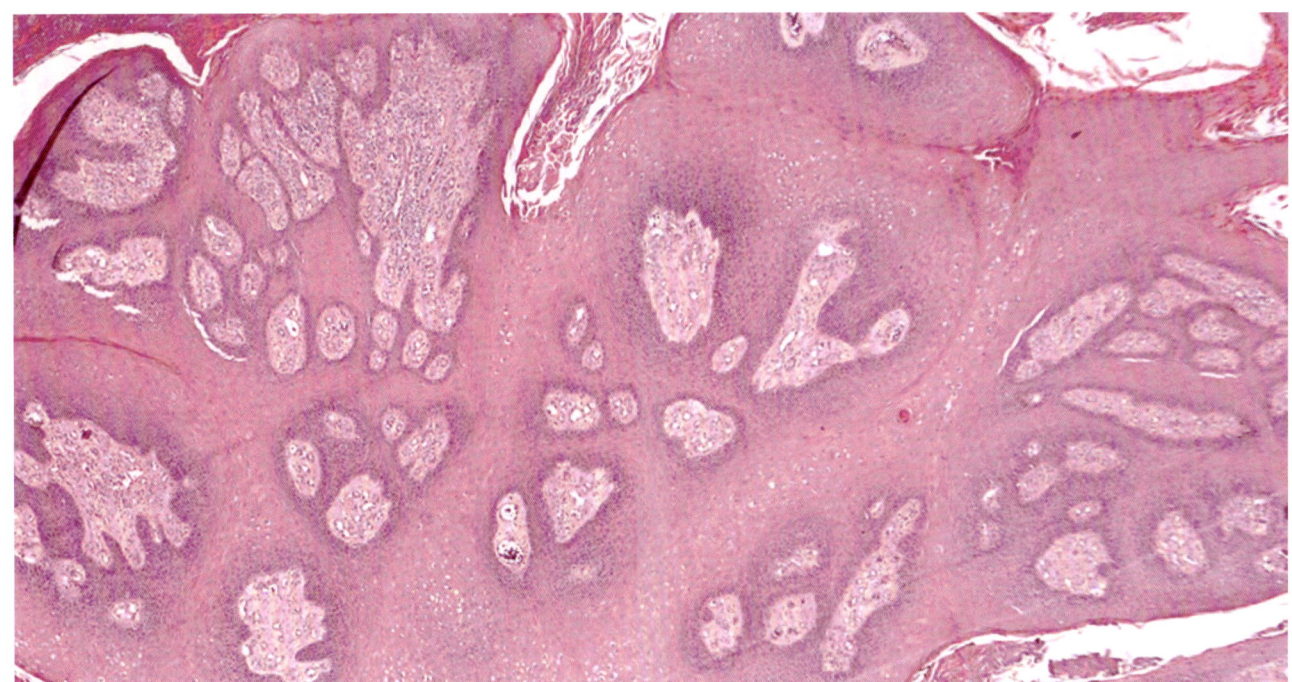

图 26.1 尖锐湿疣：表皮棘层乳头瘤样增生和角化过度

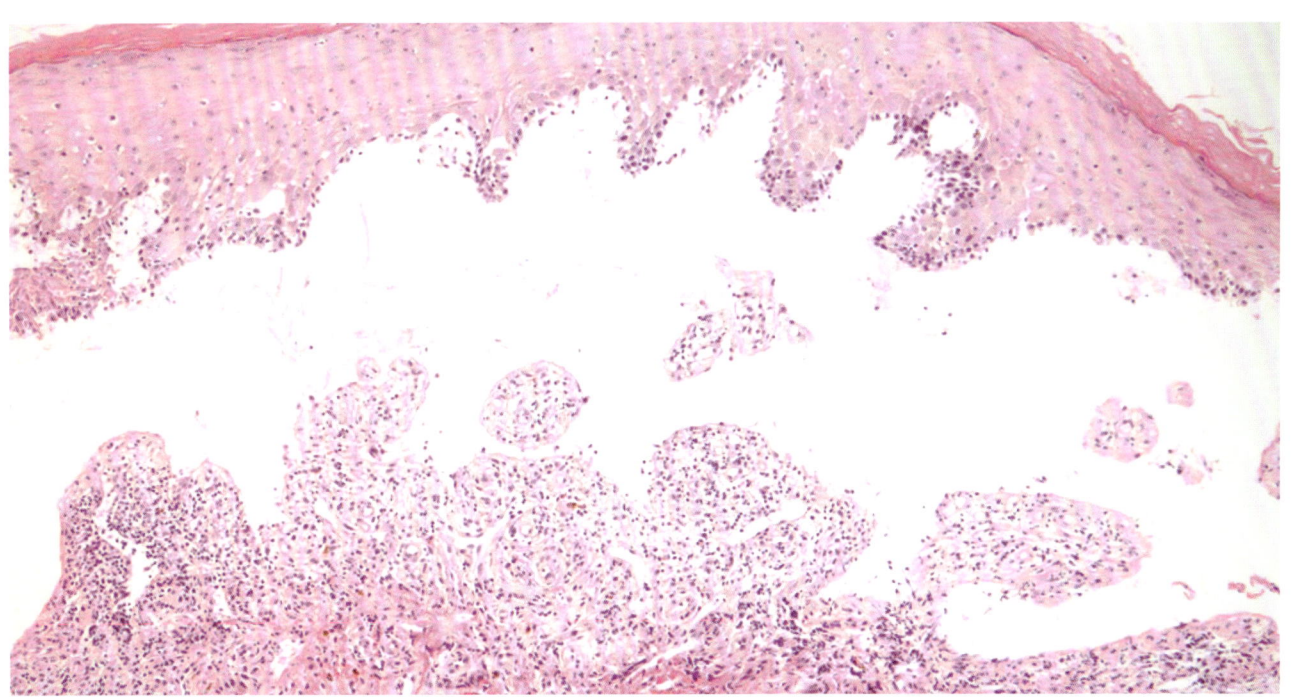

图 26.2 外阴扁平苔藓：可见苔藓样炎症浸润，基底层角质形成细胞鳞状化生，形成大的表皮下裂隙，即 Max-Joseph 间隙

27 表皮内巢状增生性疾病

表皮内巢状生长模式可见于几种不同肿瘤，它们来源于正常表皮的结构：来源于黑色素细胞的黑色素细胞肿瘤、来源于角质形成细胞的鳞状细胞肿瘤和来源于表皮内附属器结构的附属器肿瘤。

表27.1 表皮内巢状增生性疾病的鉴别诊断

	黑色素细胞	角质形成细胞	Paget样	不典型核分裂象	角化不良	其他特点
原位恶性黑色素瘤	+（不典型）	–	+	+	–	
痣	+	–	–/+	–	–	
原位鳞状细胞癌	–	+（不典型）	+/–	+	+	多核细胞；全层细胞不典型性
乳房外Paget病	–	+（胞质内黏蛋白）	+	–	–	基底层角质形成细胞完整；可见黑色素
外泌汗腺汗孔瘤	–	+（单一形态）	–	–	–	内衬小皮的小孔；核圆形
脂溢性角化症	–	+（单一形态）	–	–	–	假性角囊肿；基底平整

27 表皮内巢状增生性疾病

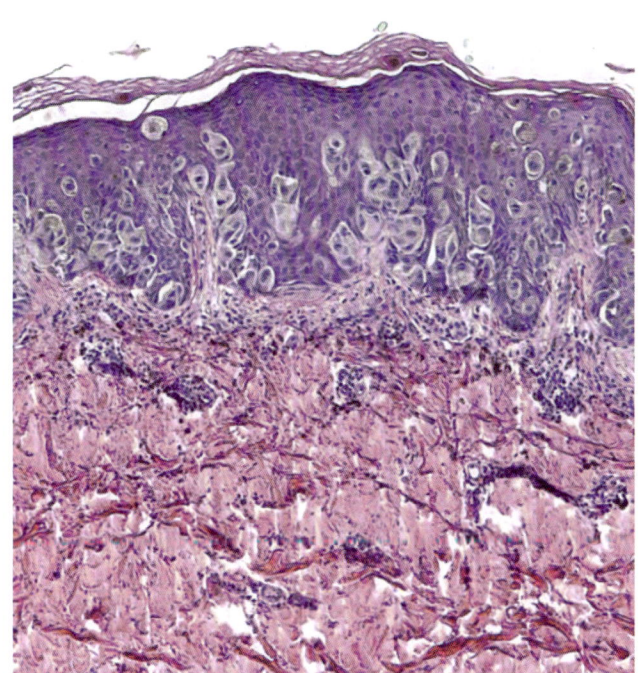

图 27.1 原位恶性黑色素瘤

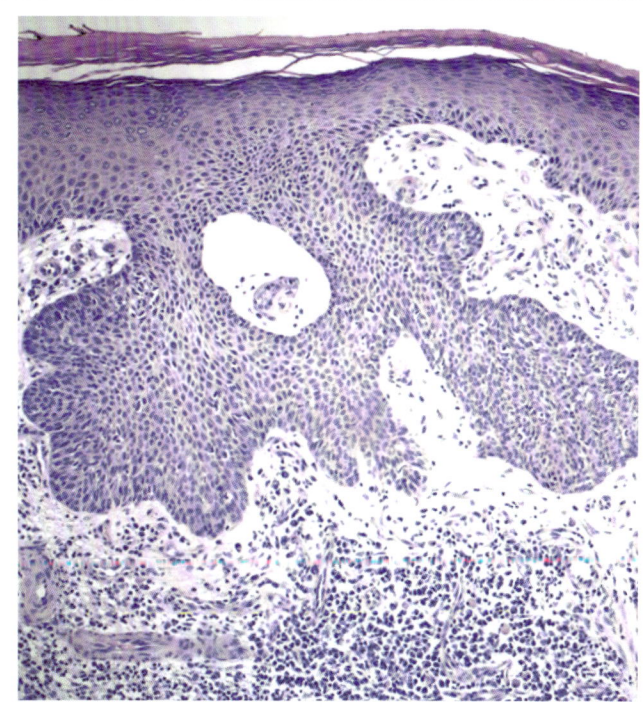

图 27.3 外泌汗腺汗孔瘤

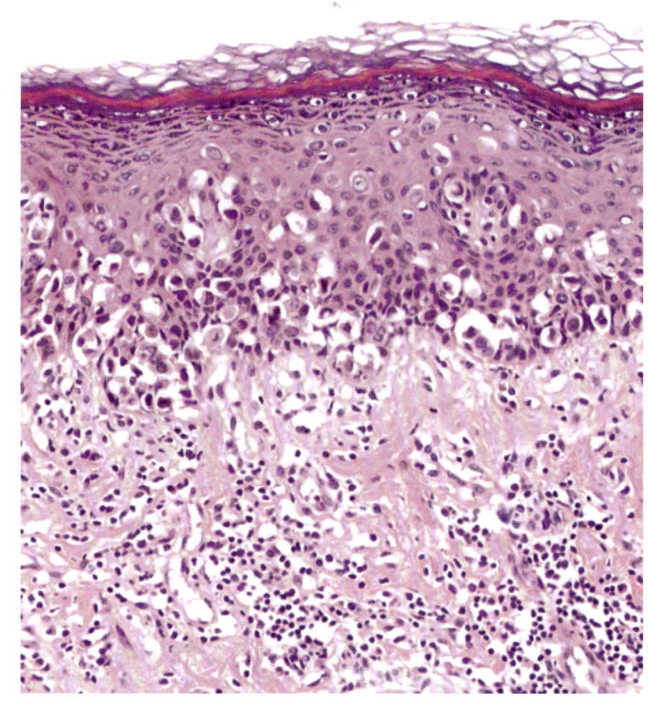

图 27.2 乳房外 Paget 病

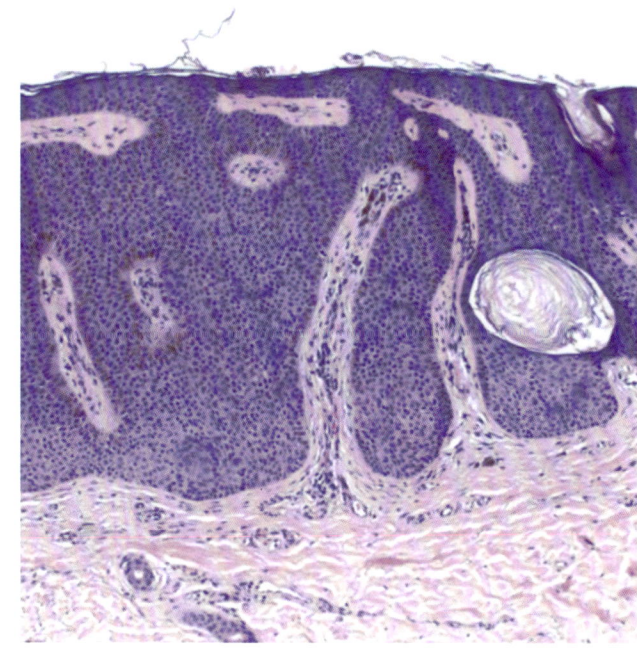

图 27.4 脂溢性角化症

28 组织学表现为原位鳞状细胞癌的临床鉴别诊断

诊断原位鳞状细胞癌（squamous cell carcinoma in-situ SCCIS）的主要组织学标准是表皮全层角质形成细胞成熟紊乱（在典型病例中，表皮从上往下或从下往上看起来表现相似）。其他有助于诊断的组织学表现为表皮上部不典型核分裂象和角质形成细胞凋亡。以下几种不同的疾病与原位鳞状细胞癌组织学表现相似。

鲍恩病
- 非曝光部位皮肤（常累及黏膜部位）

SCCIS
- 曝光部位
- 病毒感染

疣状表皮发育不良
- HIV人群
- HPV相关

鲍恩样丘疹病
- 生殖器部位，临床表现类似疣
- 组织学表现同SCCIS

鬼臼毒素治疗的疣（非肿瘤性）
- 核分裂象停止在相同的细胞周期

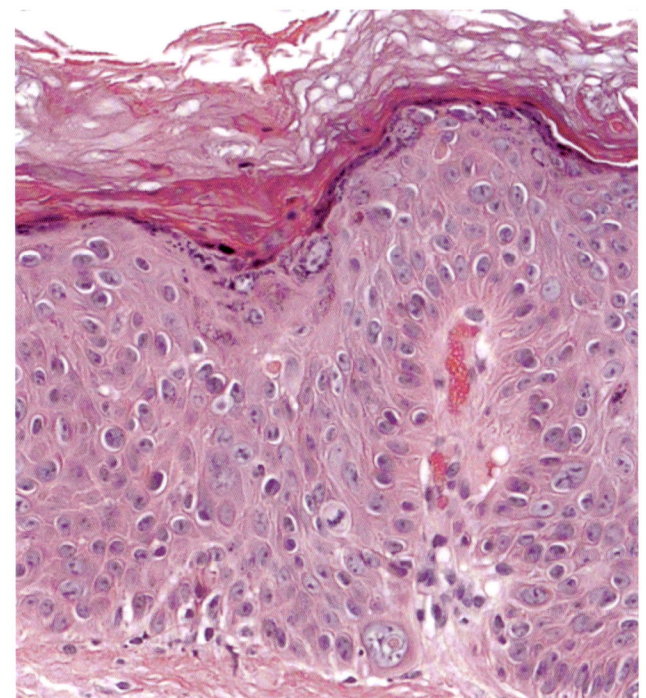

图 28.1 原位鳞状细胞癌

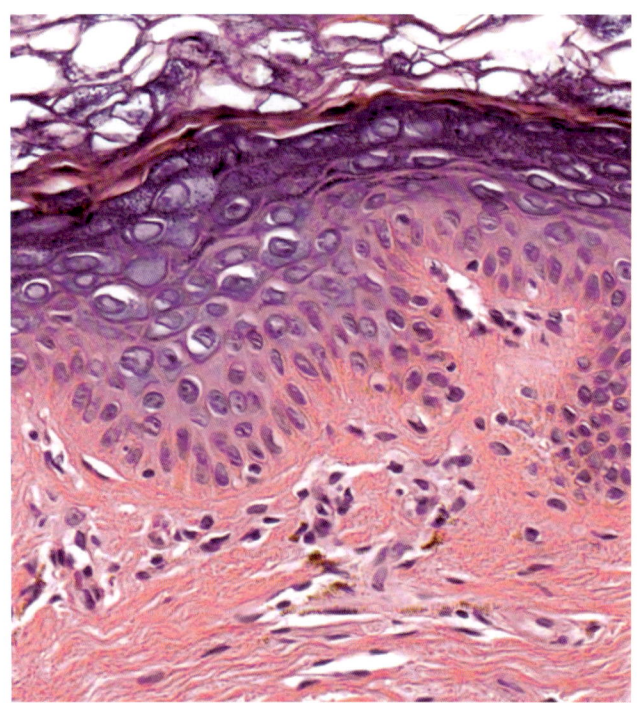

图 28.3 疣状表皮发育不良，表皮上部细胞出现病毒感染样改变

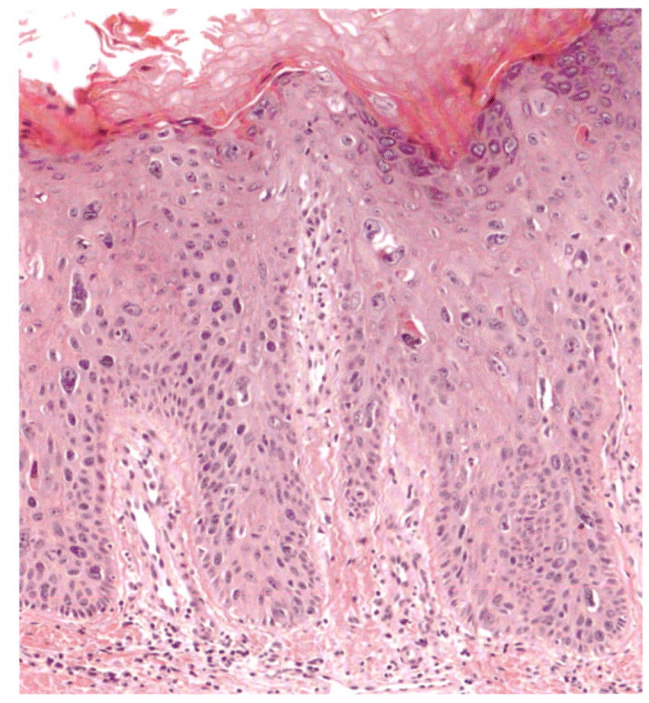

图 28.2 鲍恩病

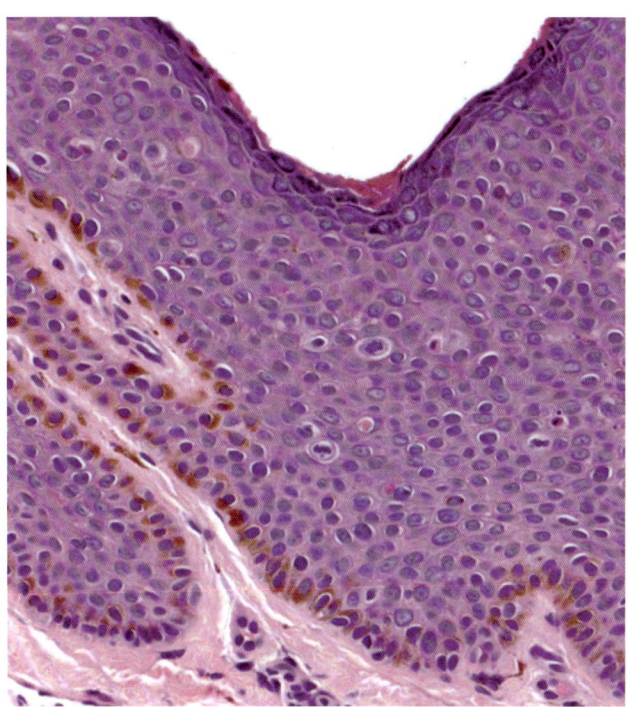

图 28.4 鲍恩样丘疹病

29 基底细胞癌（BCC）分型

基底细胞癌（basal cell carcinoma，BCC）分型可概括如下：
- 浅表型
- 结节型
- 鳞状化生型：局灶性角化
- 变异型：与鳞状细胞癌（squamous cell carcinoma，SCC）表现一致的局灶性不典型鳞状细胞
- 微结节型：真皮内多个小结节
- 硬斑病样型：透明样变嗜酸性间质及 1 至 2 层细胞组成的条索
- 浸润型：类似硬斑病，但无嗜酸性胶原，而具有富含透明质酸的纤维化间质
- 基底鳞状细胞癌：BCC 与 SCC 混合存在

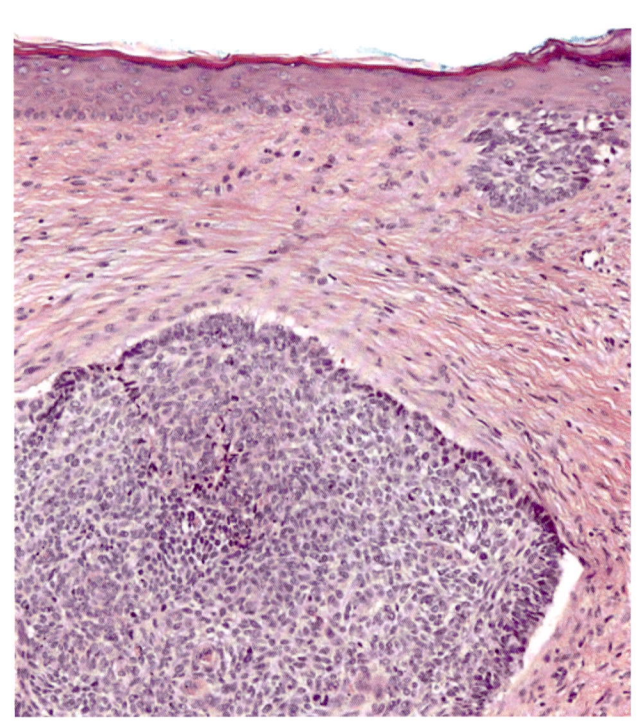

图 29.1　基底细胞癌，浅表型和结节型

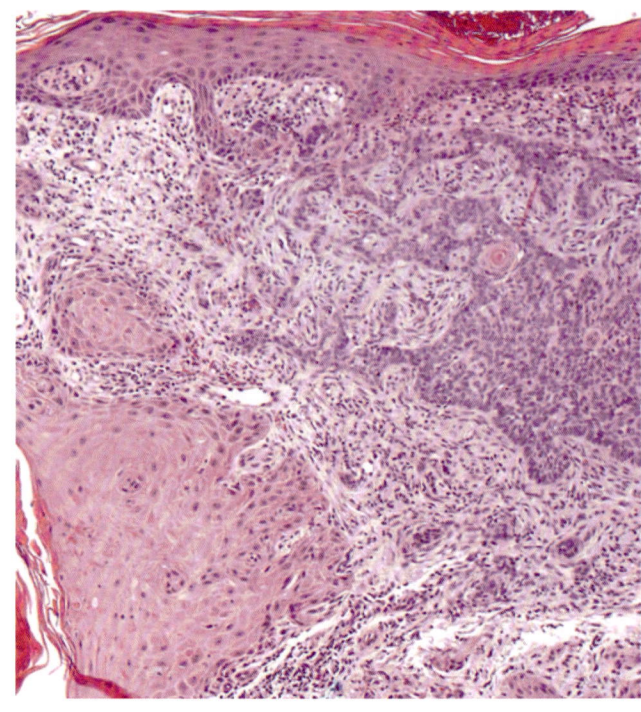

图 29.2　基底鳞状细胞癌：基底细胞癌与鳞状细胞癌混合存在

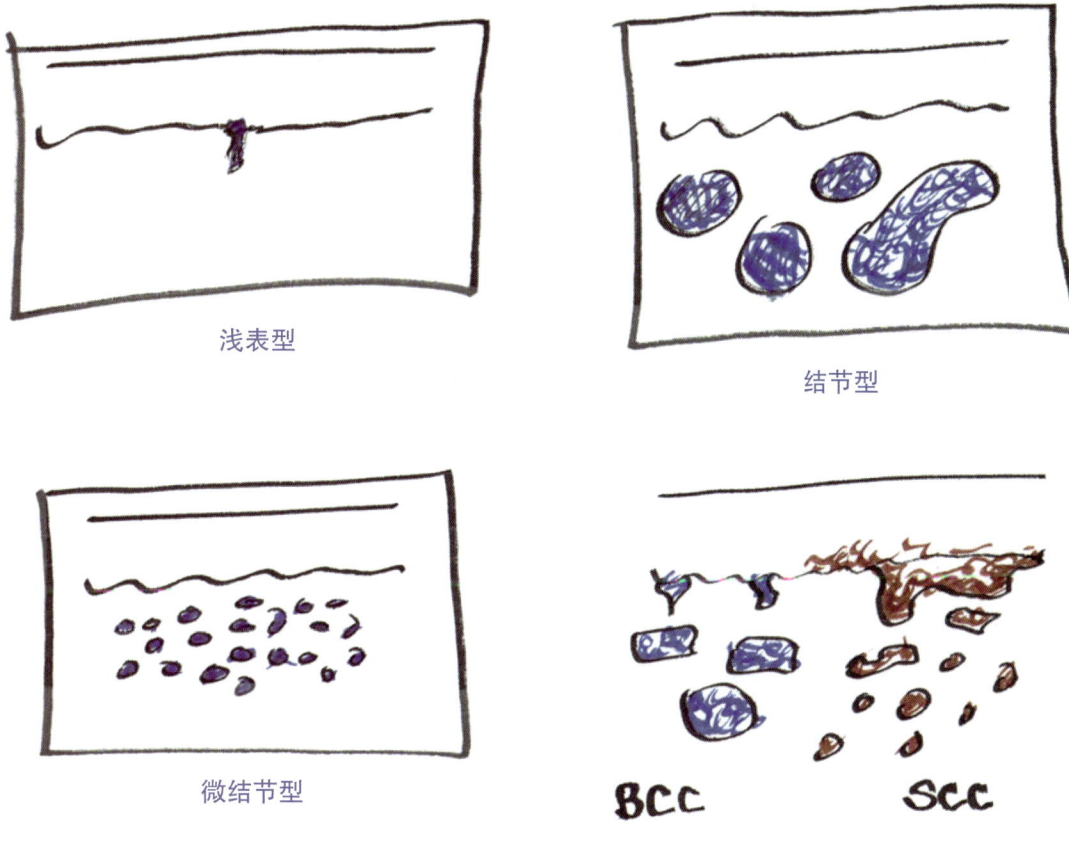

图 29.3 基底细胞癌（BCC）分型。浅表型 BCC 与表皮相连，结节型 BCC 在真皮内形成基底样细胞结节，微结节型 BCC 包括多个小结节，基底鳞状细胞癌是 BCC 与 SCC 混合存在的一种肿瘤。栅栏状基底样瘤细胞和富含黏蛋白的嗜碱性真皮间出现裂隙是 BCC 的特征性表现

第六部分

附属器肿瘤

30 皮脂腺肿瘤

向皮脂腺分化的肿瘤病谱包括类似正常皮脂腺的增生性疾病，也包括呈间变的或基底样细胞改变的皮脂腺癌。成熟的皮脂腺成分具有多空泡的胞浆；正常皮脂腺中基底样细胞围绕成熟的皮脂腺成分。空泡化细胞与基底样细胞的百分比有助于鉴别各种良性皮脂腺肿瘤。细胞学不典型性、成熟紊乱、有丝分裂活跃是皮脂腺癌的特征。

表30.1 皮脂腺肿瘤的鉴别诊断

	组织病理特征
皮脂腺增生	边缘为基底样细胞
皮脂腺腺瘤	<50%基底样细胞 >50%成熟皮脂腺成分
皮脂腺上皮瘤（皮脂腺瘤）	>50%基底样细胞成分 <50%成熟皮脂腺成分
BCC伴皮脂腺分化	确诊BCC，边缘可见皮脂腺增生
皮脂腺癌	不典型核分裂象，SCCIS样改变（SCCIS，即原位鳞癌，译者注），伴有皮脂腺分化
Muir-Torre综合征	多发性角化棘皮瘤，本病的皮脂腺肿瘤难以分类。MSH2、MSH6、MLH1核染色阴性，和/或PMS2蛋白阳性

30 皮脂腺肿瘤

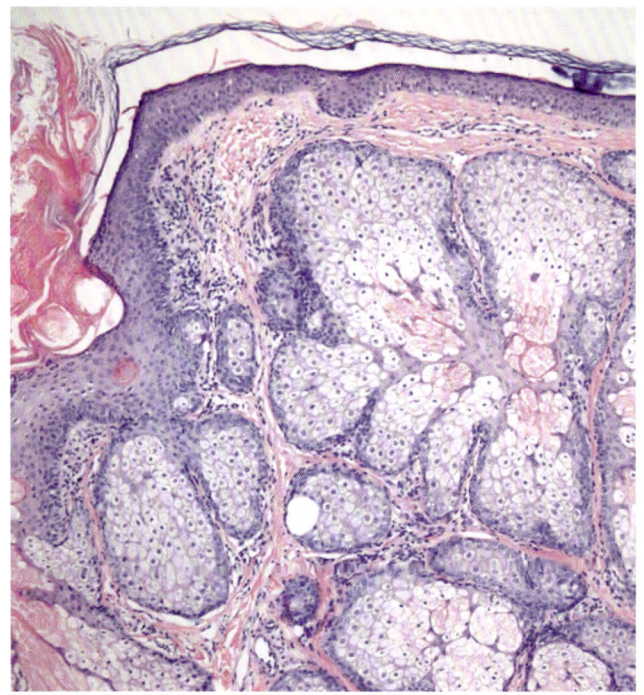

图 30.1　皮脂腺增生

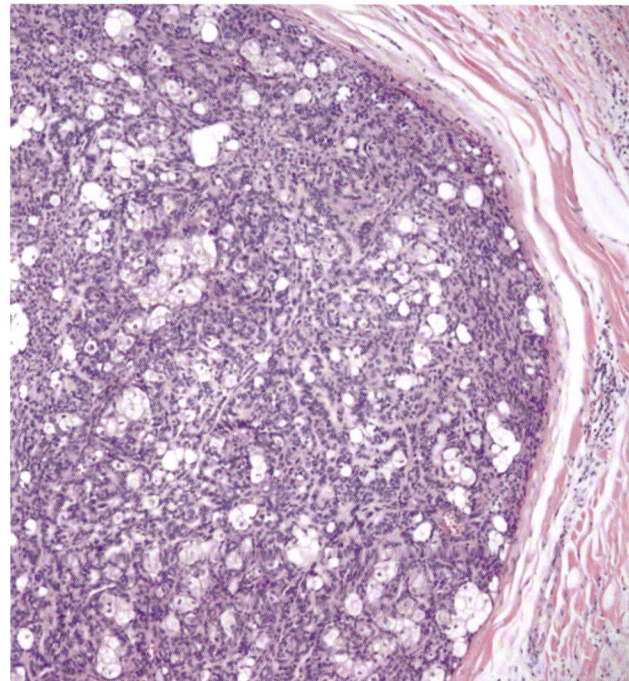

图 30.3　皮脂腺上皮瘤

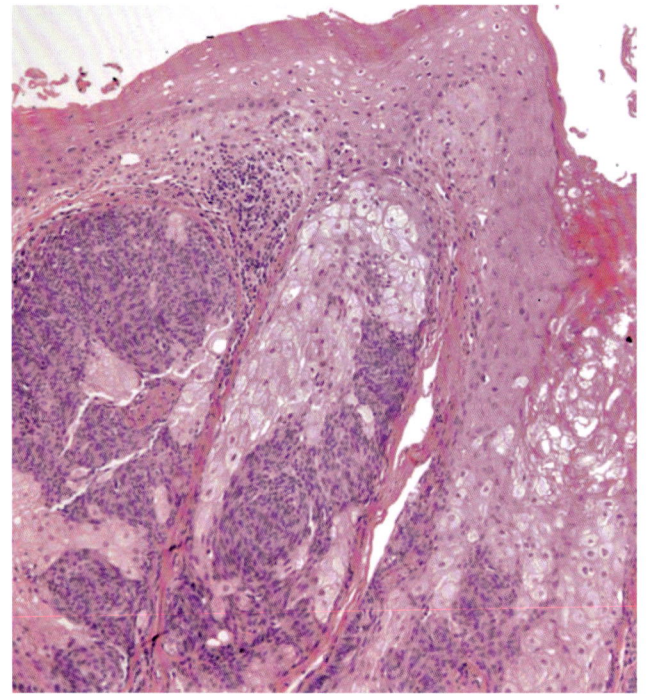

图 30.2　皮脂腺腺瘤

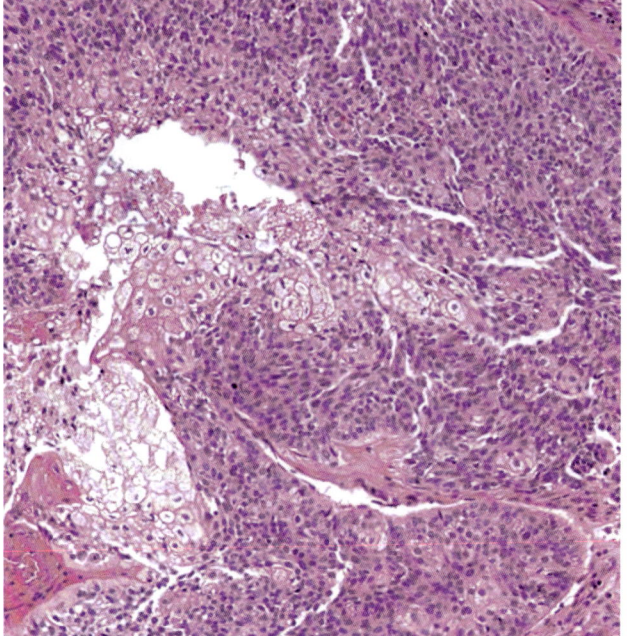

图 30.4　皮脂腺癌

31 皮脂腺痣

皮脂腺痣是一种毛囊皮脂腺顶泌汗腺结构的错构瘤，好发于头皮。

皮脂腺痣组织病理特征：
- 脂溢性角化样的表皮增生
- 皮脂腺直接进入表皮
- 小且不成熟的毛囊皮脂腺结构
- 顶泌汗腺

皮脂腺痣常伴发肿瘤：
- BCC
- 乳头状汗管囊腺瘤

表31.1 乳头状汗管囊腺瘤和乳头状汗腺腺瘤组织病理鉴别诊断

	乳头状汗管囊腺瘤	乳头状汗腺腺瘤
与表皮相连	+	−
浆细胞	+	−
部位	头皮	外阴
鳞屑痂	−	+
伴顶泌汗腺分化的良性上皮样增生	+	+

31 皮脂腺痣

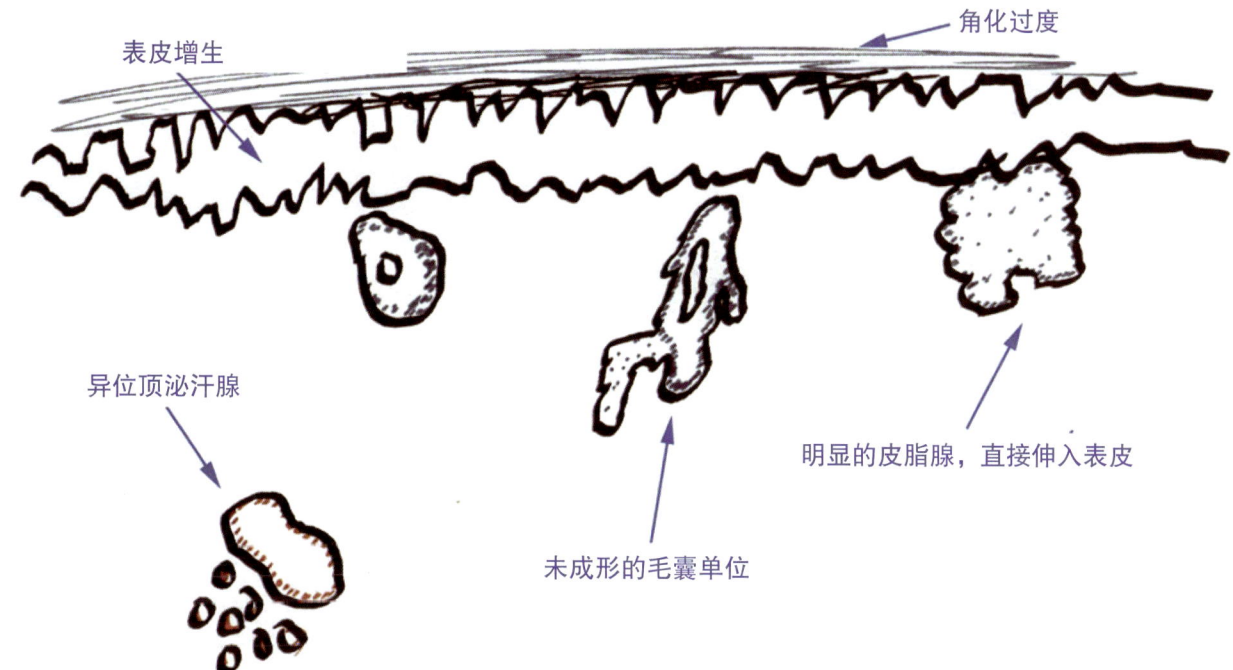

图 31.1 皮脂腺痣示意图

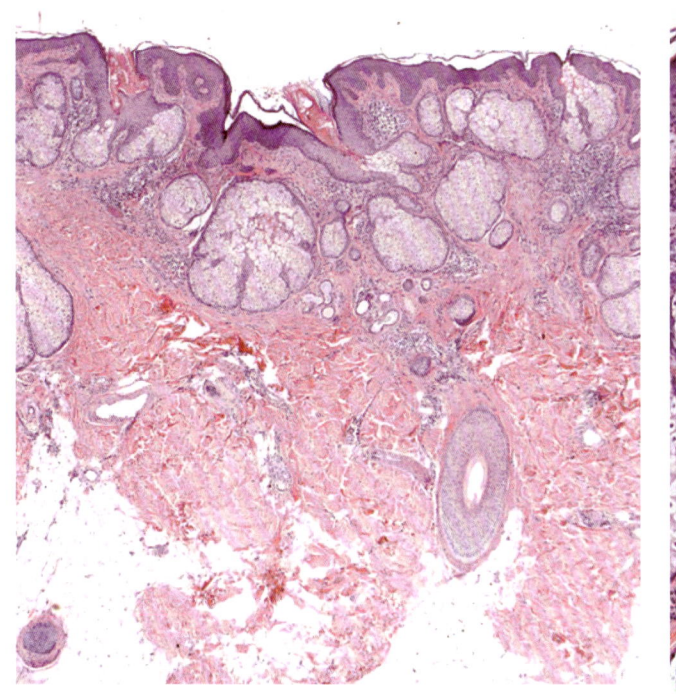

图 31.2 皮脂腺痣：本病为毛囊皮脂腺顶泌汗腺单位的错构瘤（痣）

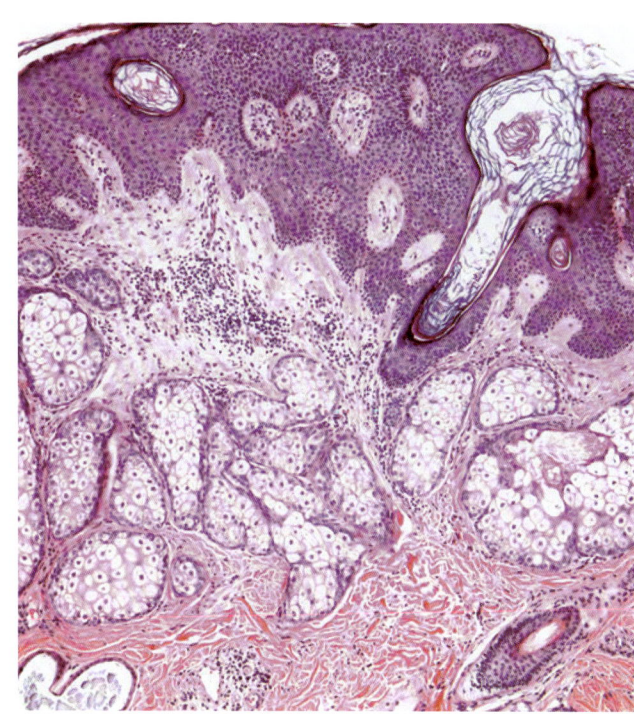

图 31.3 皮脂腺痣：表皮增生类似于脂溢性角化症

32　外泌汗腺和顶泌汗腺肿瘤

外泌汗腺肿瘤
外泌汗腺肿瘤以嗜酸性基底膜物质为特征：
- 导管来源
  - 汗孔瘤：内衬上皮的管腔，圆形细胞呈铺路石样单一形态增生
  - 汗孔癌：汗孔瘤样，但具有浸润性生长模式，不典型核分裂象，伴肿瘤细胞坏死
- 分泌腺来源
  - 肢端螺旋瘤/透明细胞汗腺瘤：细胞质透明，实性或囊性
  - 透明细胞汗腺癌：肢端螺旋瘤样，但具有浸润性生长模式，不典型核分裂象，伴肿瘤细胞坏死
- 其他
  - 螺旋腺瘤：基底样细胞，真皮内见"蓝色球"样改变
    - 2种细胞类型
    - 管腔内可见颗粒状、嗜酸性物质

顶泌汗腺肿瘤
顶泌汗腺肿瘤以断头分泌（状如"猪鼻"）为特征：
- 导管来源
  - 肿瘤罕见，因为顶泌汗腺导管很短
- 分泌腺来源
  - 管状顶泌汗腺腺瘤
  - 乳头状汗管囊腺瘤（与皮脂腺痣伴发）
    - 与表皮相连，可见浆细胞
  - 乳头状汗腺腺瘤（生殖器）
    - 与表皮不相连
  - 顶泌汗腺癌
    - 程度不一的不典型性，浸润性生长，乳头状生长

混合瘤
- 汗管瘤："蝌蚪"状导管，器官样间质
- 圆柱瘤：基底样细胞构成的"拼图块"伴有嗜酸性的小体和胶浆
- 微囊肿附属器癌：向深部浸润、外观良性的导管

32 外泌汗腺和顶泌汗腺肿瘤

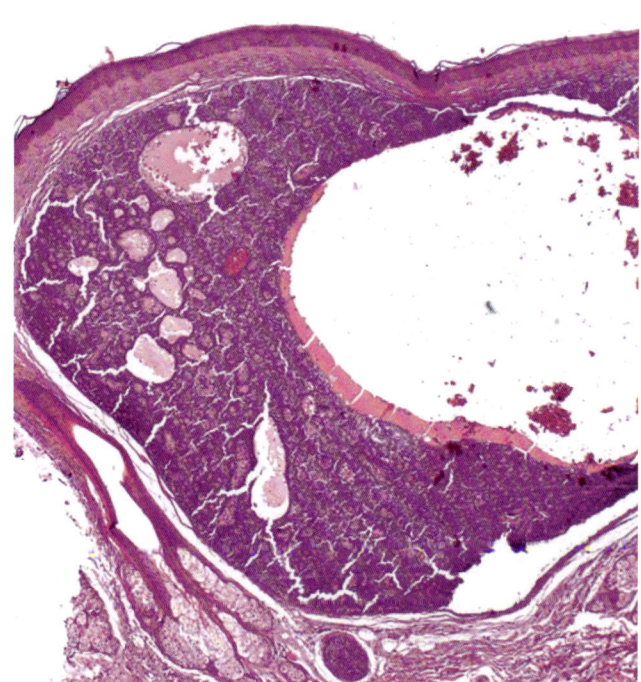

图 32.1　外泌汗腺腺瘤

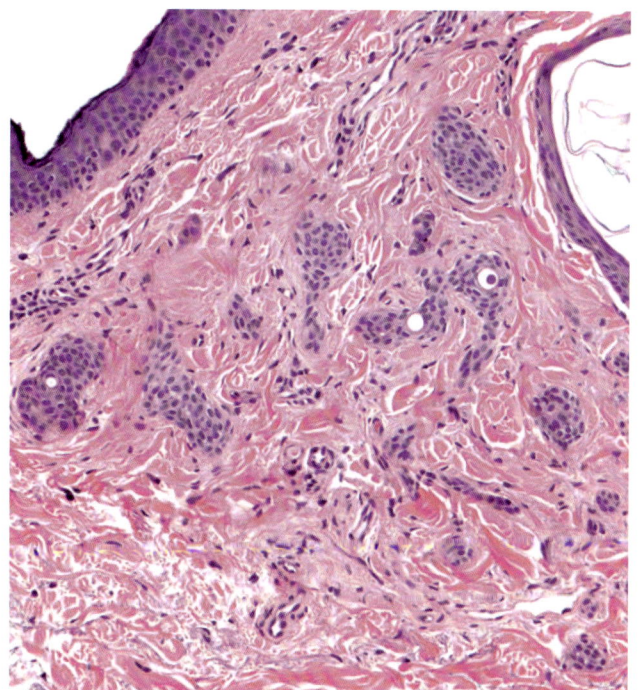

图 32.3　汗管瘤

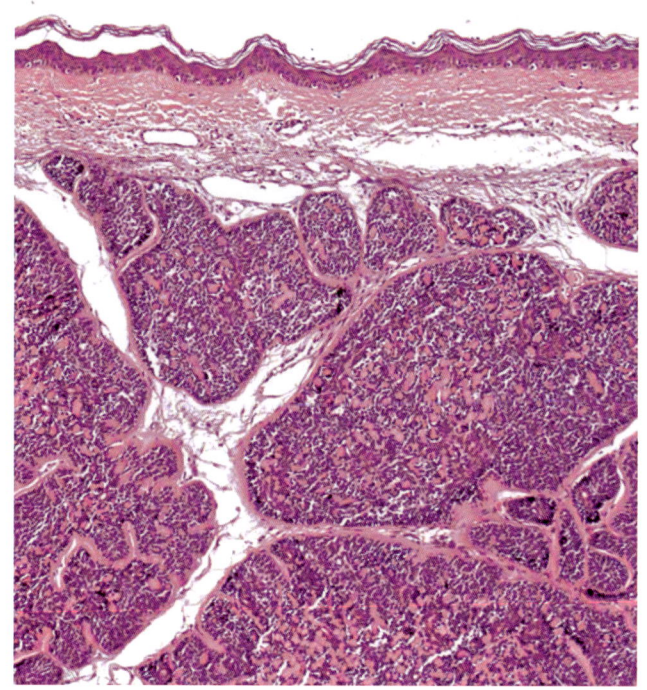

图 32.2　圆柱瘤

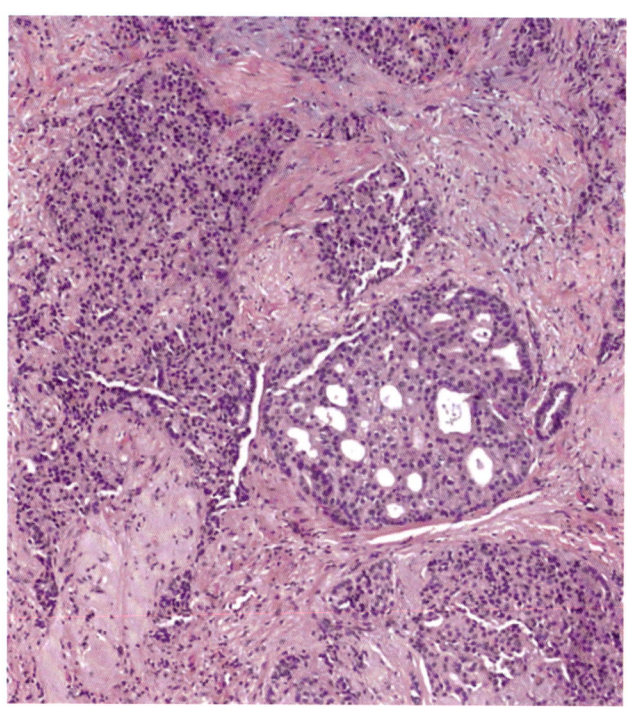

图 32.4　顶泌汗腺腺癌

第七部分

间质肿瘤

33 真皮梭形细胞肿瘤的免疫表型

真皮梭形细胞肿瘤的病理特征可有重叠。免疫组化染色可检测出特定肿瘤中特征性表达的蛋白质。

表33.1 真皮梭形细胞肿瘤的鉴别诊断

	CD34	XIIIa因子	CD31	CD10	S100	波形蛋白	MART-1
黑色素瘤	−	−	−	−	+	+	+
皮肤纤维瘤	−	+	−	−	−	+	−
DFSP	+	−/+	−	−	−	+	−
AFX	−	−	−	+	−/+	+	−
平滑肌瘤	−	−	−	−	−	+	−

DFSP，隆突性皮肤纤维肉瘤；AFX，非典型性纤维黄瘤（浅表恶性纤维组织细胞瘤）。所有组化染色可用正常细胞作为内参阳性对照：例如CD31⁺的脉管系统，S100⁺的黑色素细胞和真皮树突状细胞，MART-1⁺的黑色素细胞

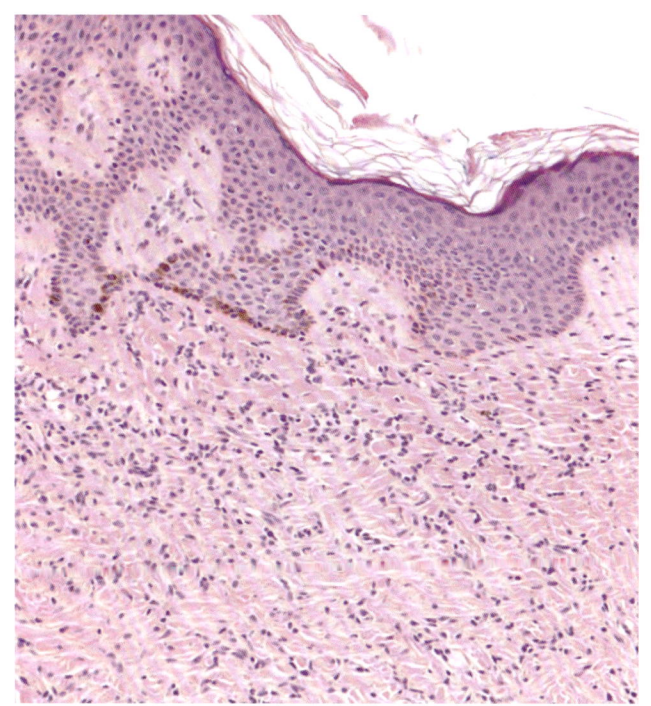

图 33.1 皮肤纤维瘤：特征性的真皮内梭形细胞席纹状增生模式，伴有表皮增生和基底层色素增加

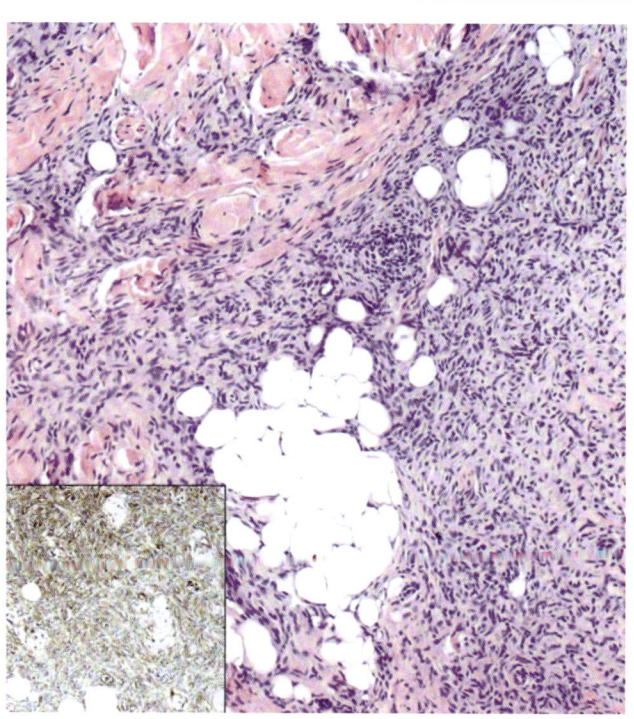

图 33.3 隆凸性皮肤纤维肉瘤：真皮内梭形细胞呈席纹状排列模式，并浸润皮下脂肪组织。肿瘤细胞 CD34 染色阳性

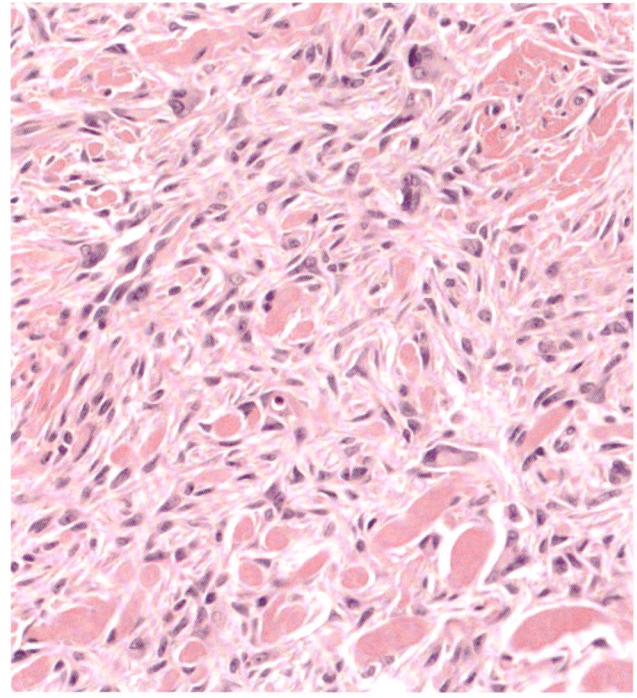

图 33.2 皮肤纤维瘤：多核组织细胞特征性包绕在网状胶原纤维周围

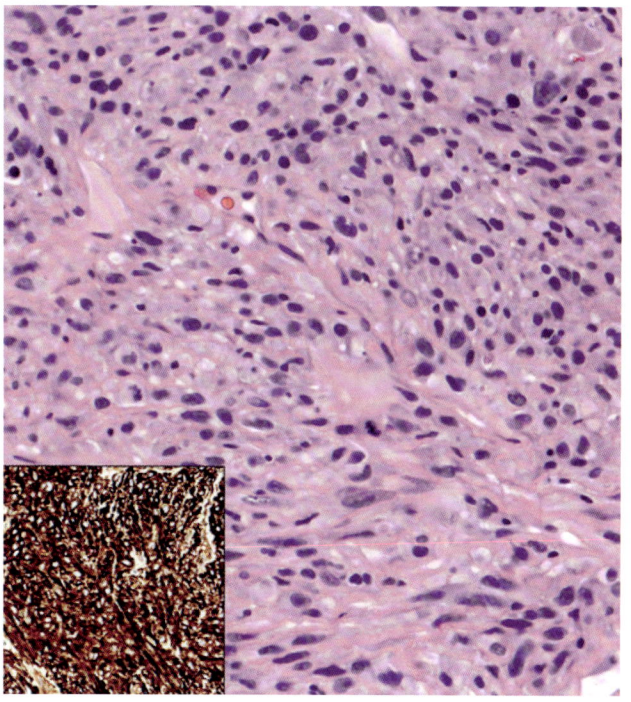

图 33.4 非典型性纤维黄瘤：真皮内多形性梭形和上皮样细胞呈束状生长模式。肿瘤细胞 CD10 染色阳性

34 纤维性丘疹（血管纤维瘤）

血管纤维瘤是一种常见的良性坚实丘疹，位于面中部，常见于鼻部。

组织学
- 真皮内梭形、星状和/或多核的成纤维细胞
- 胶原化的间质伴毛囊周围纤维化
- 显著的血管
- 无或罕见有丝分裂象

免疫组化
- XIIIa 因子：+
- CD34：+/−
- S100：−

其他
- 面部血管纤维瘤见于结节性硬化症（可出现发育迟缓，癫痫，血管纤维瘤，灰叶斑）
- 阴茎珍珠状丘疹
- 肢端血管纤维瘤（罕见）

34 纤维性丘疹（血管纤维瘤）

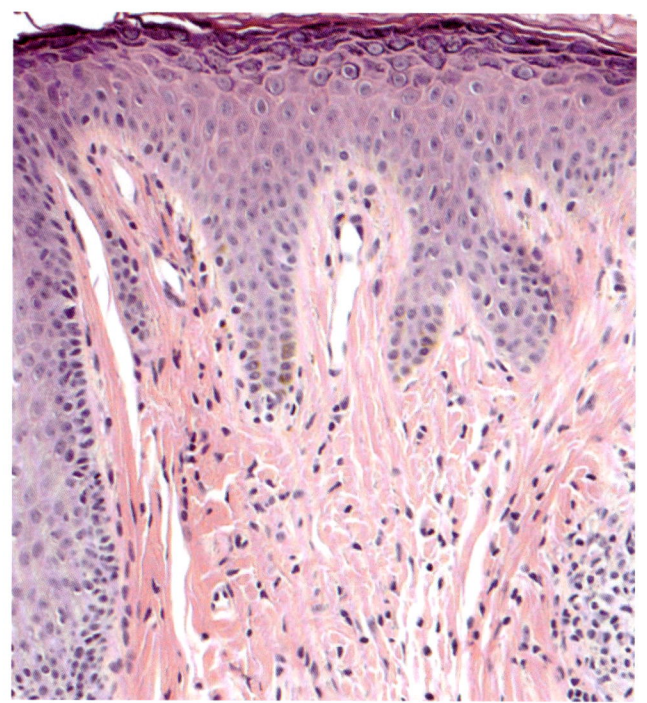

图 34.1　鼻部血管纤维瘤（纤维性丘疹）

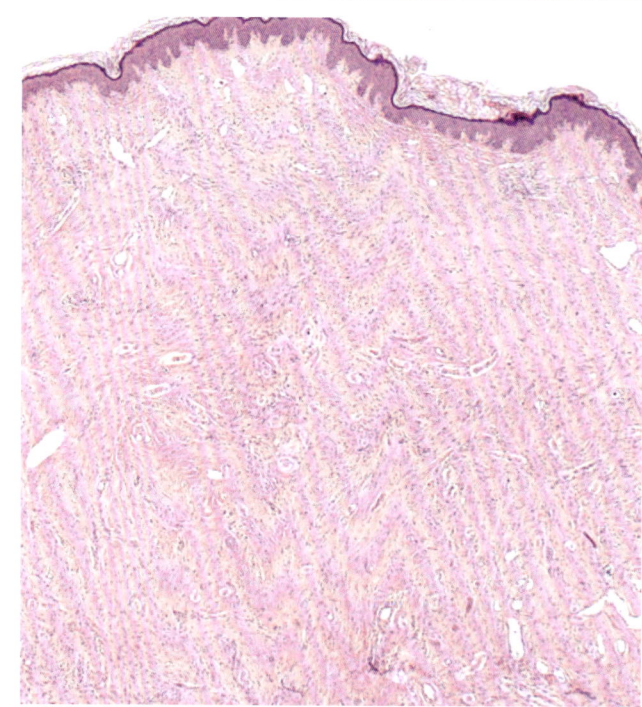

图 34.3　躯干侧面血管纤维瘤

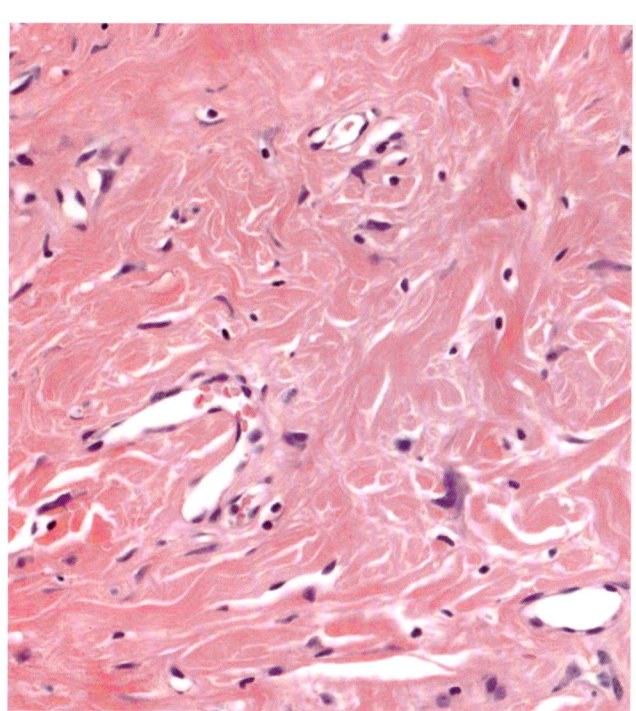

图 34.2　鼻部血管纤维瘤（纤维性丘疹）。真皮内多核的成纤维细胞可有星状外观

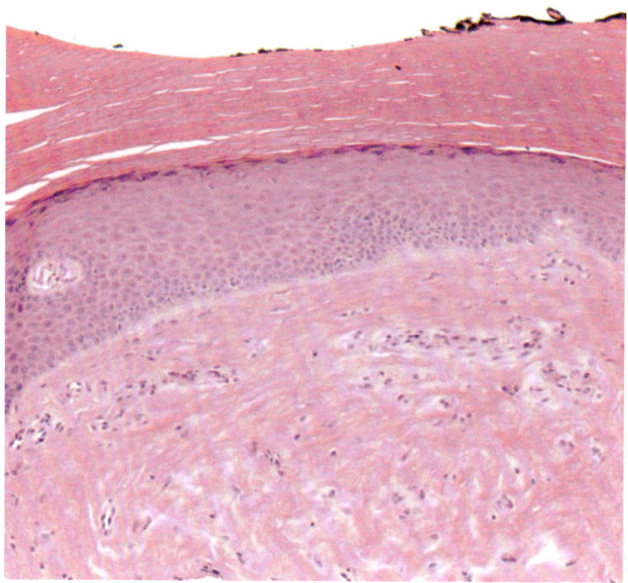

图 34.4　肢端血管纤维瘤

35　血管角化瘤

血管角化瘤具有真皮浅层血管扩张、周围的表皮增生和角化过度的特点。

分型：
- 局限性血管角化瘤：四肢丘疹融合成块
  - COBB 综合征：局限性血管角化瘤、鲜红斑痣、脊索血管瘤
- 弥漫性体部血管角化瘤：泛发性丘疹
  - Fabry 病（溶酶体贮积症，α-半乳糖苷酶 A 缺乏）
- Mibelli 血管角化瘤：手指及足趾背部，疣状
- Fordyce 血管角化瘤：阴囊（阴茎和外阴少见），与精索静脉曲张和疝有关
- 单发或多发的血管角化瘤：典型分布于下肢

35 血管角化瘤

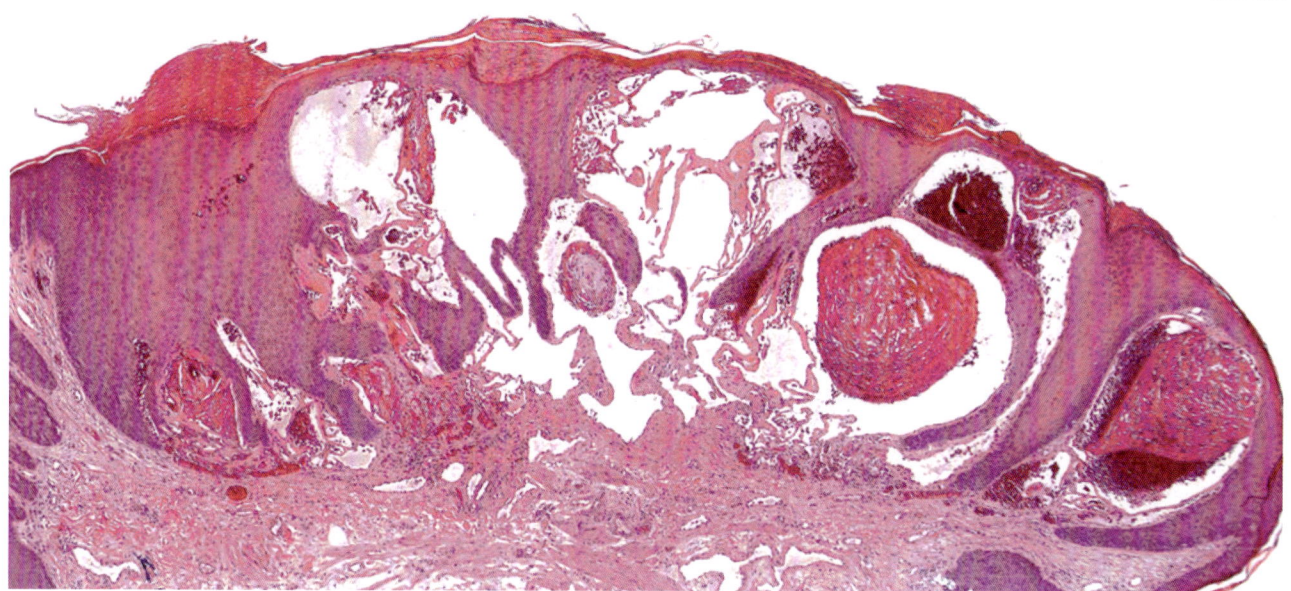

图 35.1　血管角化瘤

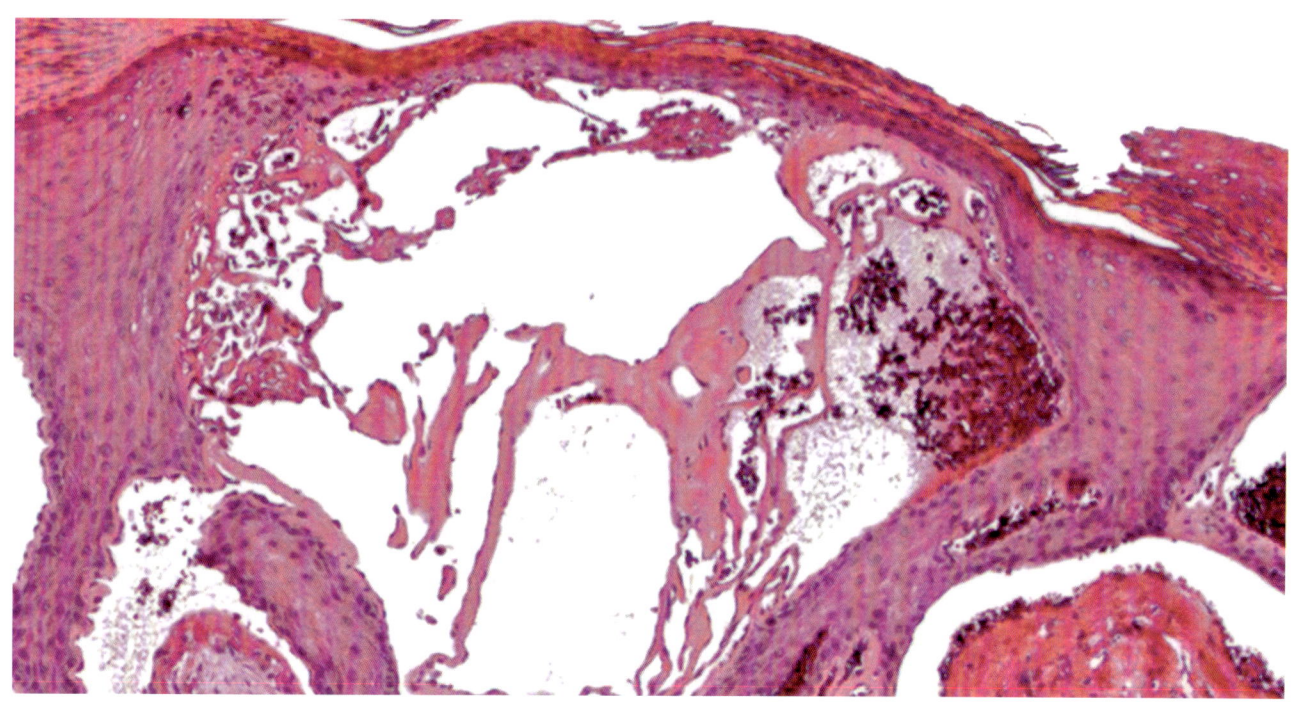

图 35.2　血管角化瘤：扩张的血管看似在表皮内，实际上被一圈真皮乳头层将其与表皮分开

第八部分

黑色素细胞增生性疾病

36 雀斑样痣和雀斑样痣样损害

雀斑样痣这个词用于描述一种临床上独特的皮疹，可分为日光性雀斑样痣和单纯性雀斑样痣。雀斑样痣样损害是一个描述性的词汇，指个别黑色素细胞沿着真皮表皮交界处的生长模式。雀斑样痣样黑色素细胞增生可见于雀斑样痣，但也可见于其他疾病，如发育不良痣、恶性雀斑样痣、肢端雀斑样黑色素瘤以及黏膜黑色素瘤。

雀斑样痣
- 基底层角质形成细胞色素增加（与雀斑类似）
- +/– 基底层角质形成细胞增生→出芽(不见于雀斑)
- +/– 雀斑样痣样黑色素细胞增生（不见于雀斑）

雀斑样痣样损害
- 表皮基底部黑色素细胞密度增加
- 不成巢（巢是指三个或者三个以上的黑色素细胞聚集）

36 雀斑样痣和雀斑样痣样损害

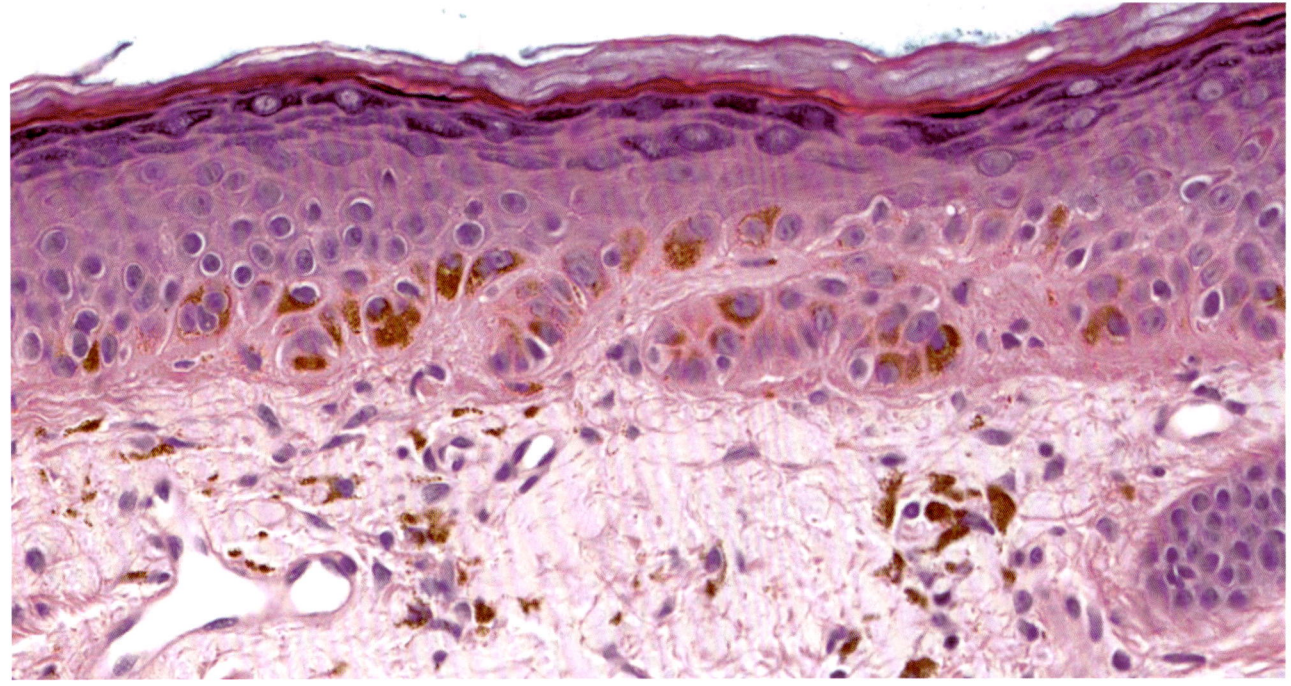

图 36.1 雀斑样痣：可见角质形成细胞增生和基底层角质形成细胞色素增加

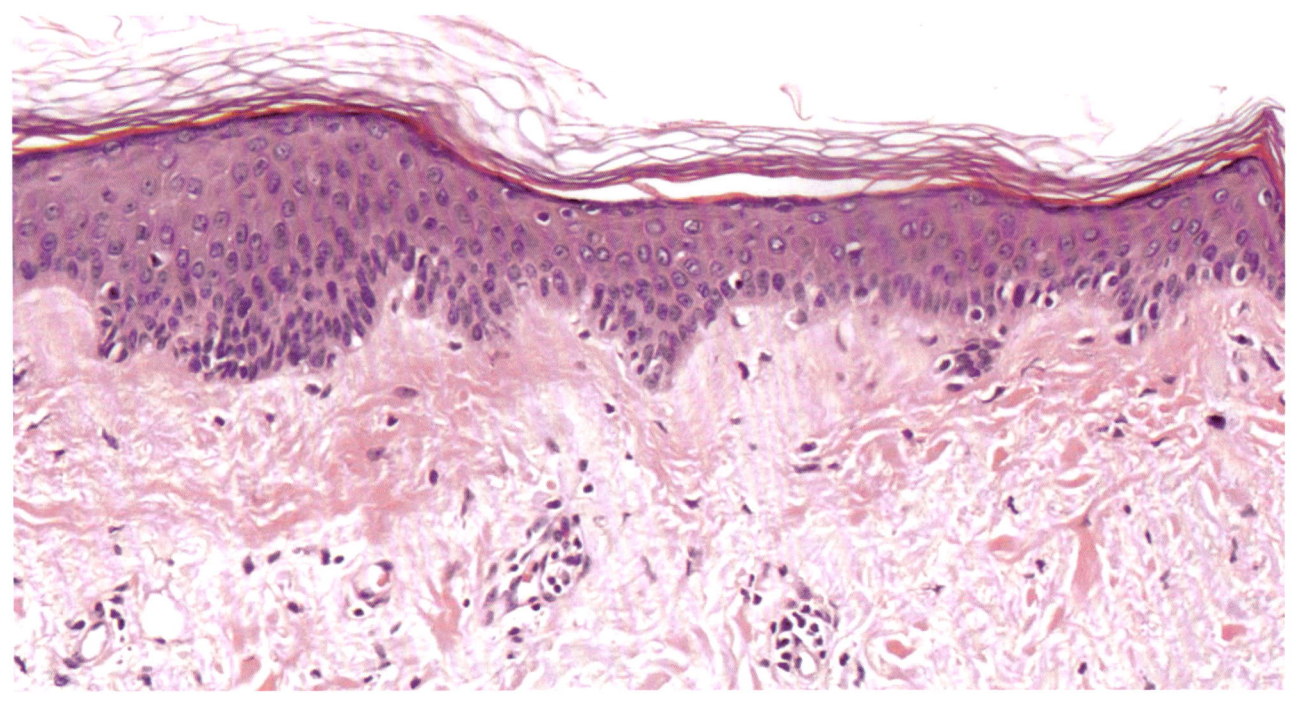

图 36.2 雀斑样痣样黑色素细胞增生：可见表皮基底部黑色素细胞数量增加但不成巢

37 真皮树突状黑色素细胞增生性疾病

真皮树突状黑色素细胞增生性疾病包括几种不同的类型：最常见的为蓝痣。黑色素细胞具有轻度色素沉着的树突，核卵圆形或圆形伴细小分散的染色质。

蓝痣
- 除了常见的蓝痣，还有几种复合痣也具有蓝痣成分

伊藤痣
- 肩背部为好发部位

太田痣
- 好发于三叉神经眼支和上颌支神经支配区域的皮肤

蒙古斑
- 好发于腰骶部

37 真皮树突状黑色素细胞增生性疾病

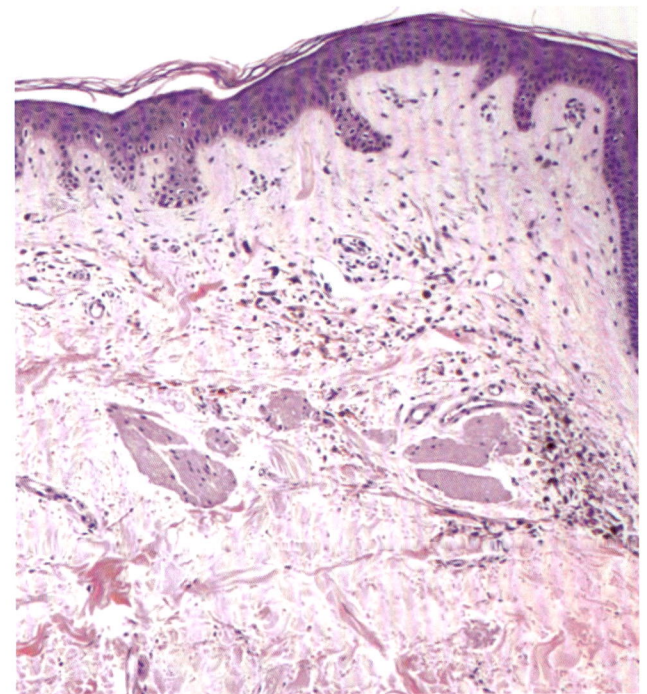

图 37.1 蓝痣：色素性树突状黑色素细胞增生见于真皮网层间质中和附属器结构周围

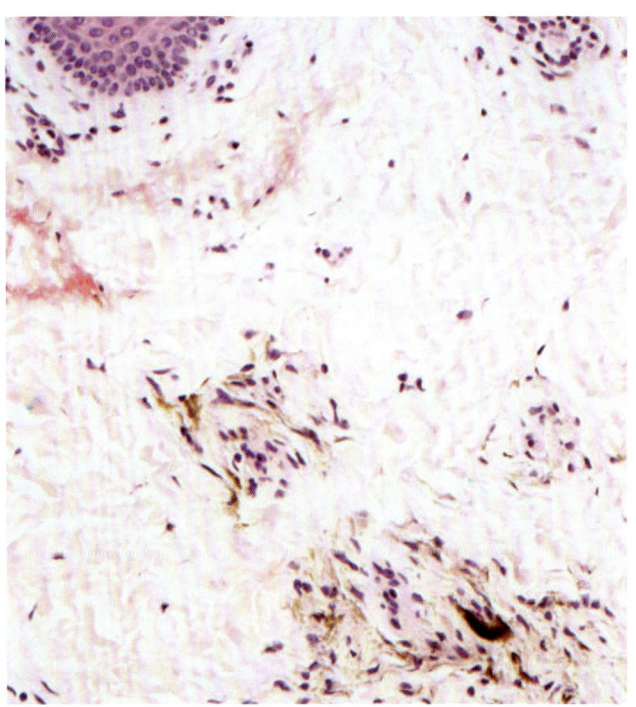

图 37.3 蒙古斑：真皮内可见片状分布的色素性树突状黑色素细胞

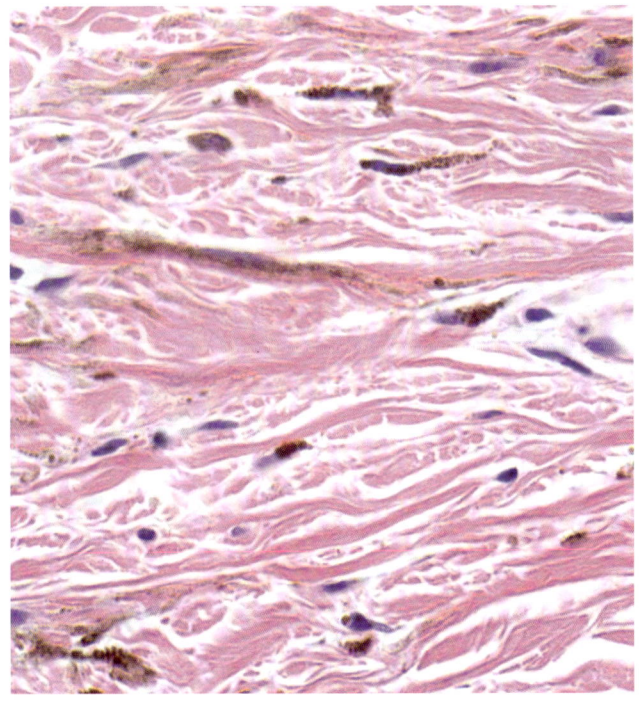

图 37.2 蓝痣：蓝痣细胞特征性的狭长的色素性细胞质

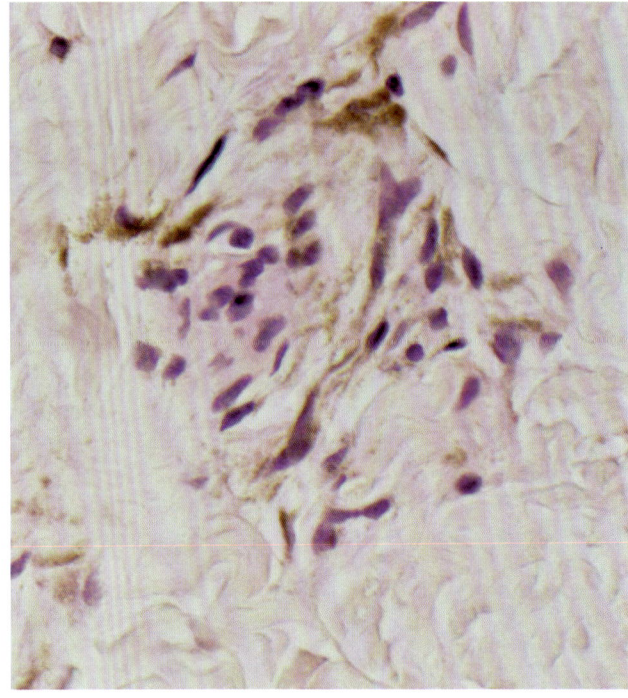

图 37.4 蒙古斑：色素性树突状细胞的病理表现与蓝痣细胞相似

38 发育不良痣诊断标准

发育不良痣的组织病理诊断基于数个组织病理学特征，包括增生模式以及宿主对肿瘤的反应。遵循以下诊断标准可对发育不良痣做出一致的诊断。诊断必须满足 2 条主要标准（不适用于交界痣，因其无肩带现象），和至少 2 条次要标准。符合以上标准后，应评估黑色素细胞的细胞学表现，来判断不典型性的级别。

主要标准，需同时满足 2 条
- 雀斑样痣样和成巢的表皮内黑色素细胞增生，细胞具有不典型性
- 肩带现象（表皮内增生成分 >3 个皮突，范围超过真皮内增生成分）

次要标准，必须 ≥ 2/4 条
- 血管增生（明显的浅层血管丛）
- 纤维化（嗜酸性同心状或板层状分布）
- 炎症（浅层血管丛周围单一核细胞浸润）
- 桥接（真皮表皮交界处痣细胞巢扩展及融合）

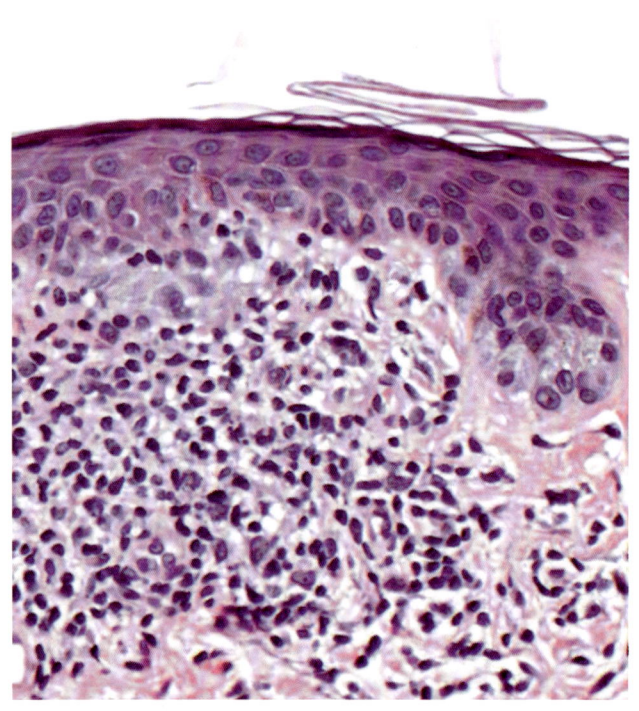

图 38.1　发育不良痣主要标准：雀斑样痣样和成巢的不典型黑色素细胞增生

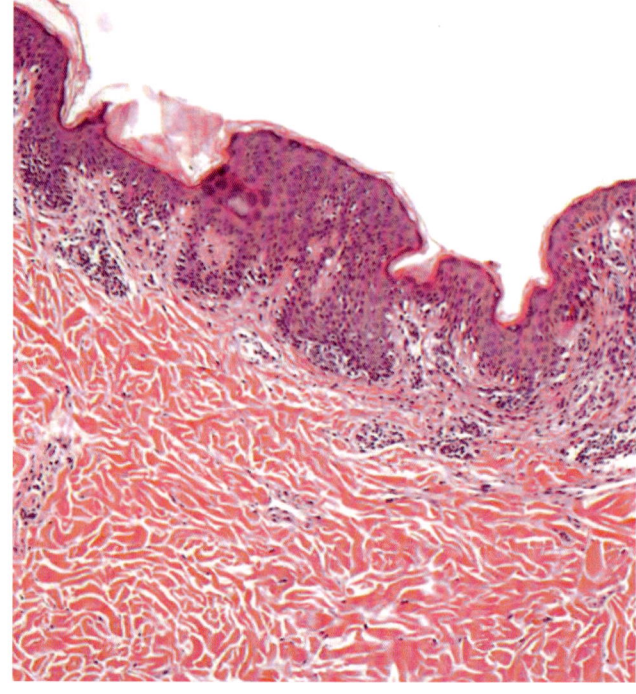

图 38.2　发育不良痣主要标准：基底层不典型黑色素细胞增生，延伸 3 个皮突，范围超过真皮内成分（"肩带现象"）

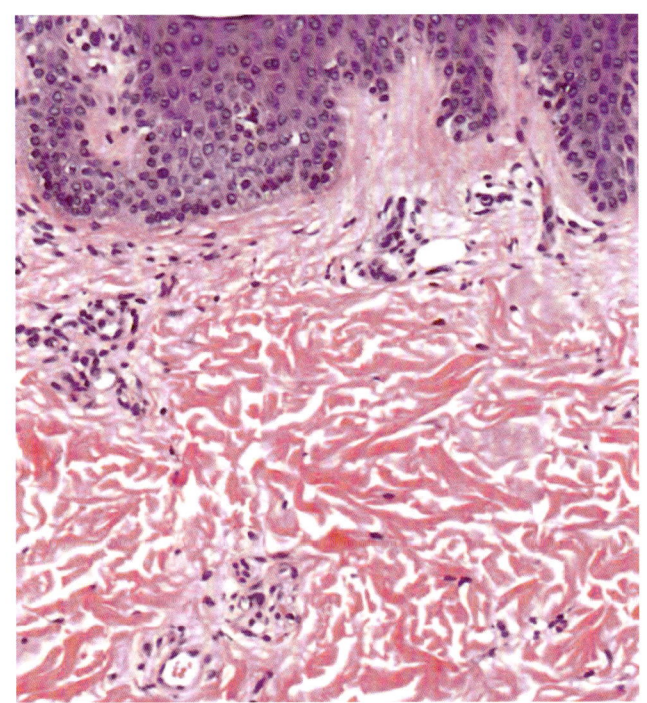

图 38.3　发育不良痣次要标准：血管增生伴有内皮细胞肥大

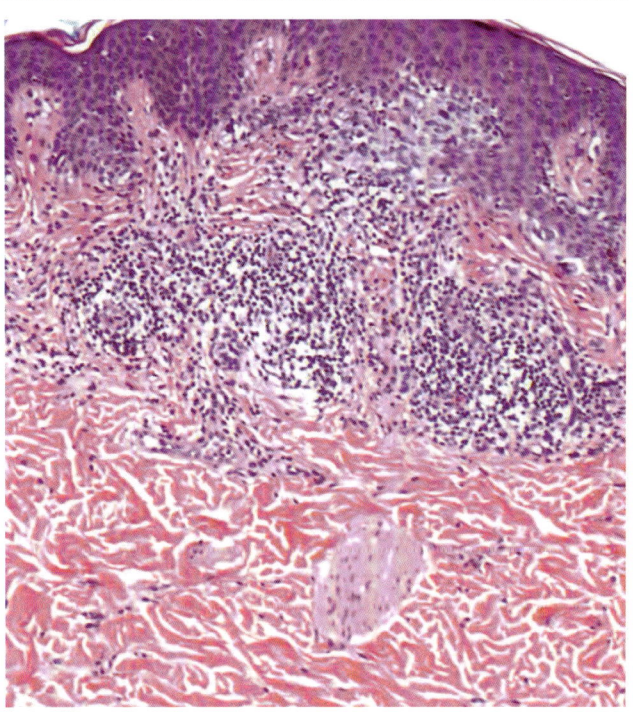

图 38.5　发育不良痣次要标准：浅层血管周围淋巴样细胞浸润

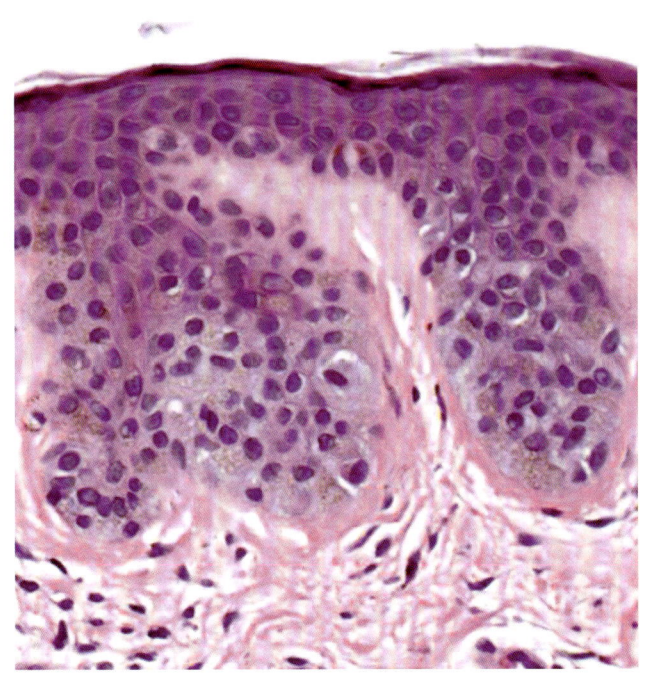

图 38.4　发育不良痣次要标准：嗜酸性同心状分布纤维化

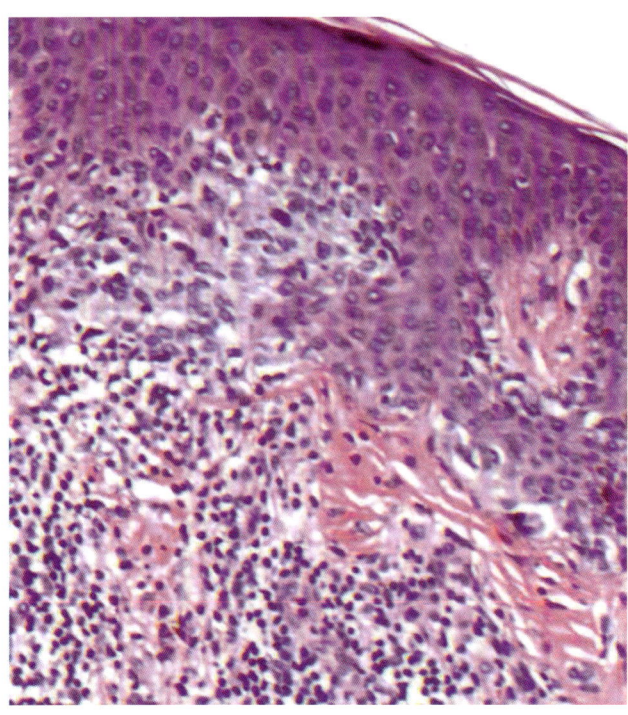

图 38.6　发育不良痣次要标准：由不典型黑色素细胞巢形成的皮突间桥接

39 发育不良痣的黑色素细胞分级标准

发育不良黑色素细胞痣的诊断标准包括结构上的标准和细胞学标准。诊断发育不良痣必须要有细胞学不典型性，但细胞学不典型性的程度不一。一旦肿瘤符合发育不良痣的诊断标准，则可按照黑色素细胞的不典型性程度对其进行分级。

伴随不典型性程度的增加，细胞核也增大；表皮中层角质形成细胞的核可作为细胞核大小的良好参照。细胞核形态可变得更不规则，染色质深染或成块聚集，核仁可明显。

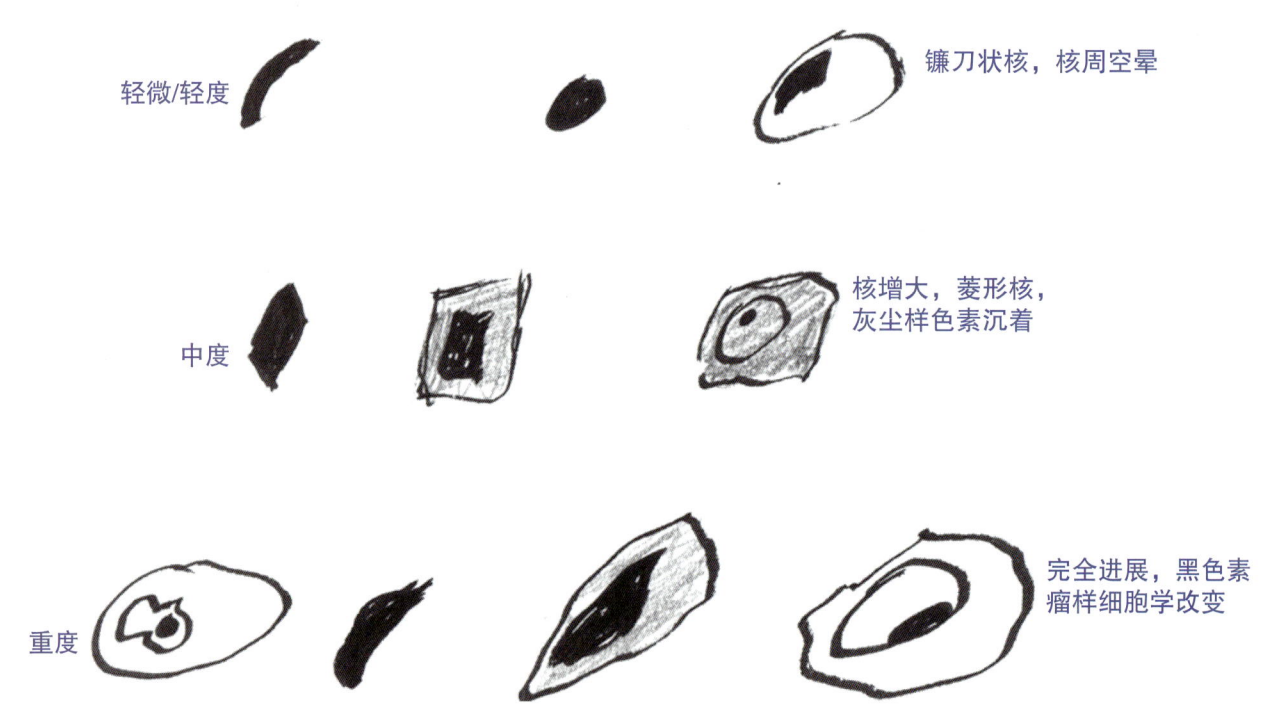

图 39.1 发育不良痣中黑色素细胞不典型性程度分级

图 39.2 发育不良痣中真皮表皮交界处肿瘤细胞轻微（轻度）细胞学不典型性

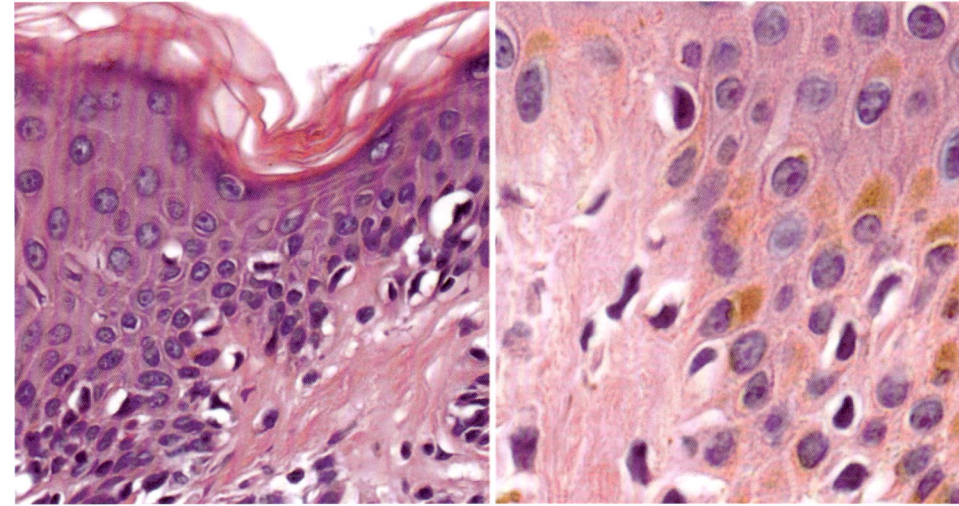

图 39.3 发育不良痣中真皮表皮交界处肿瘤细胞中度细胞学不典型性

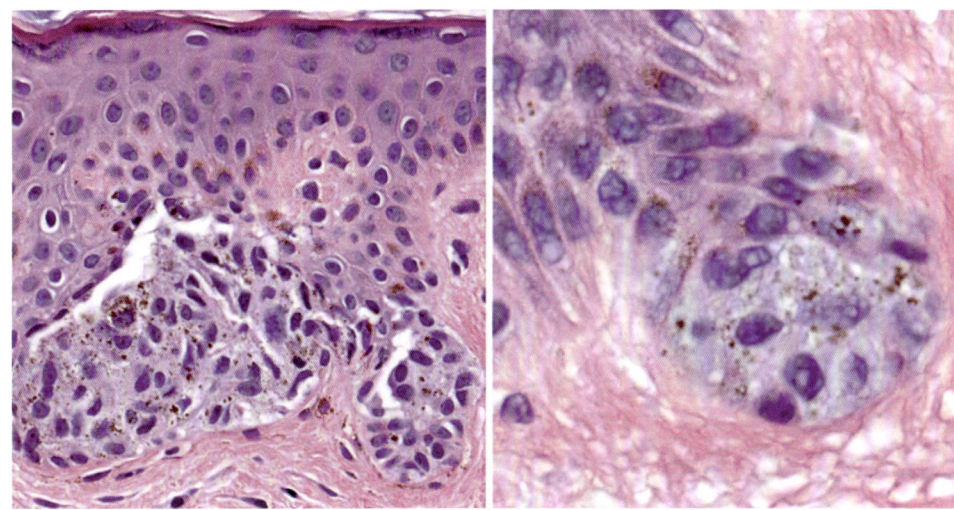

图 39.4 发育不良痣中真皮表皮交界处肿瘤细胞重度细胞学不典型性

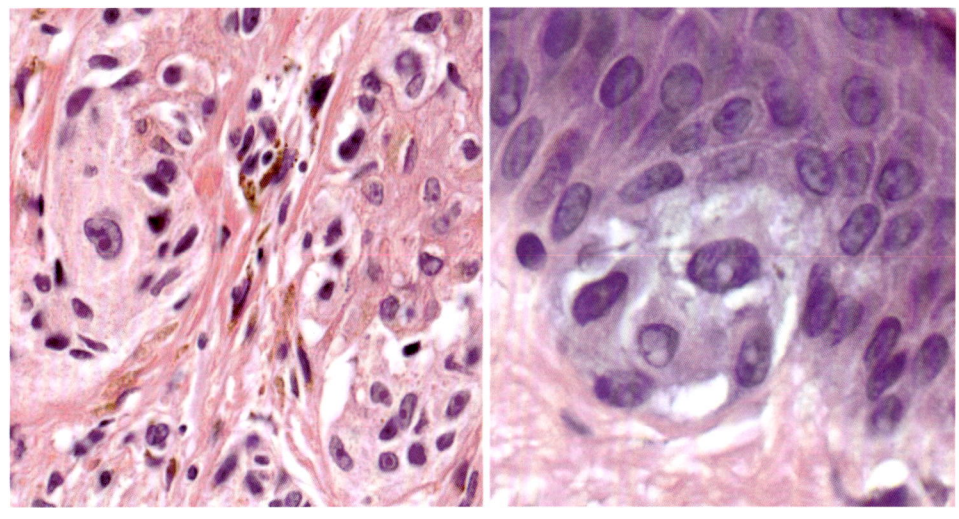

40 先天性黑色素细胞痣

先天出现的黑色素细胞痣可表现几种不同的生长模式。先天性痣常为混合痣或皮内痣，以累及真皮网状层为特点。

图 40.1 先天性痣。模式图示先天性黑色素细胞痣的各种真皮内生长模式

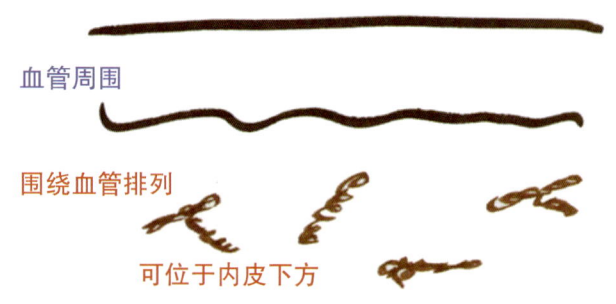

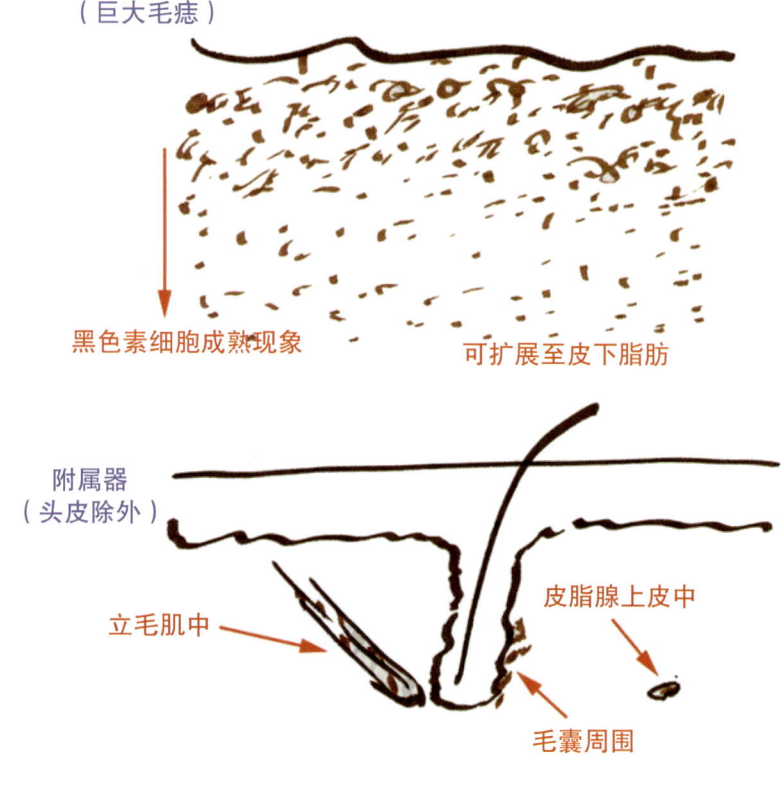

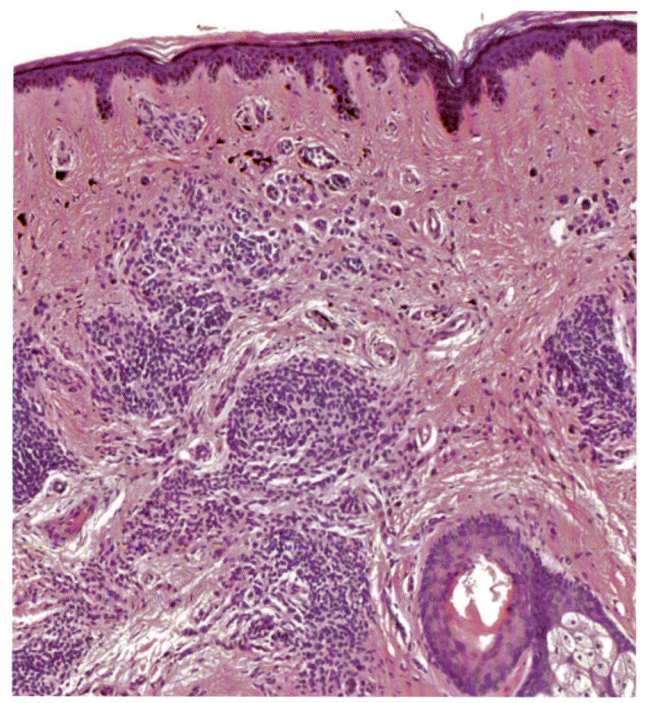

图 40.2　具有真皮内血管周围生长模式的先天性痣

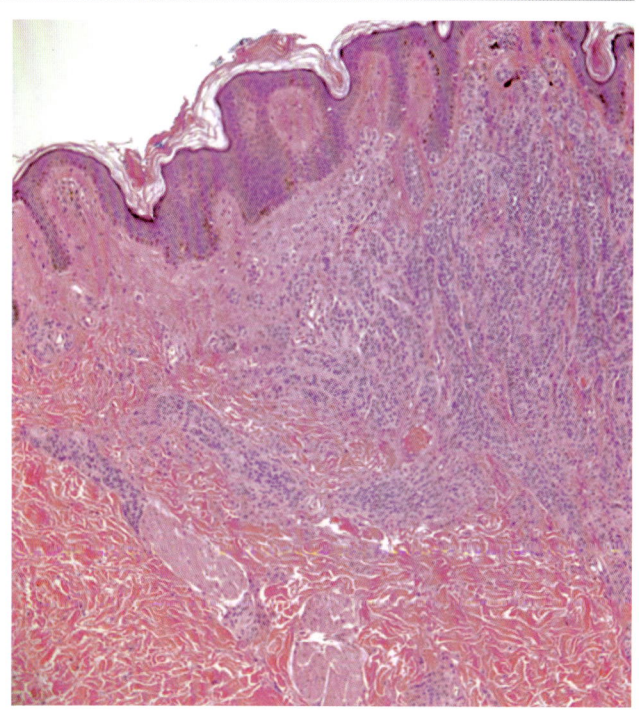

图 40.4　先天性痣扩展至附属器结构周围，浸润立毛肌

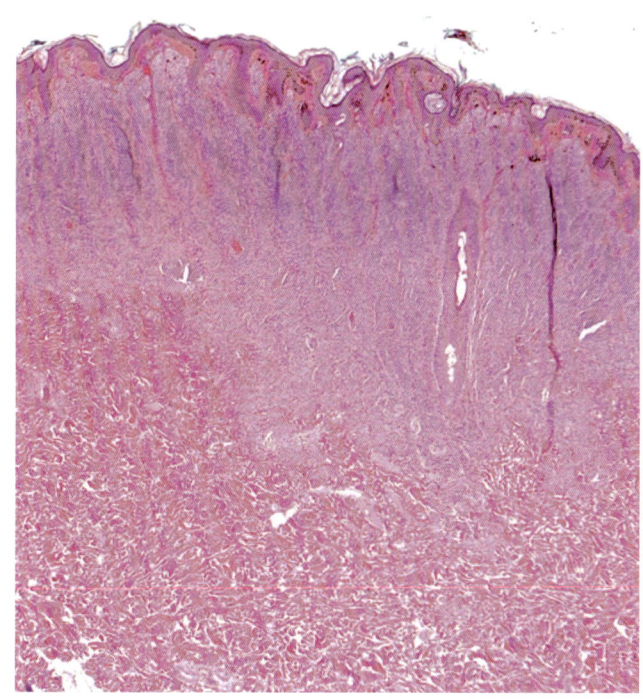

图 40.3　伴真皮成分的先天性痣弥漫性浸润形成斑块

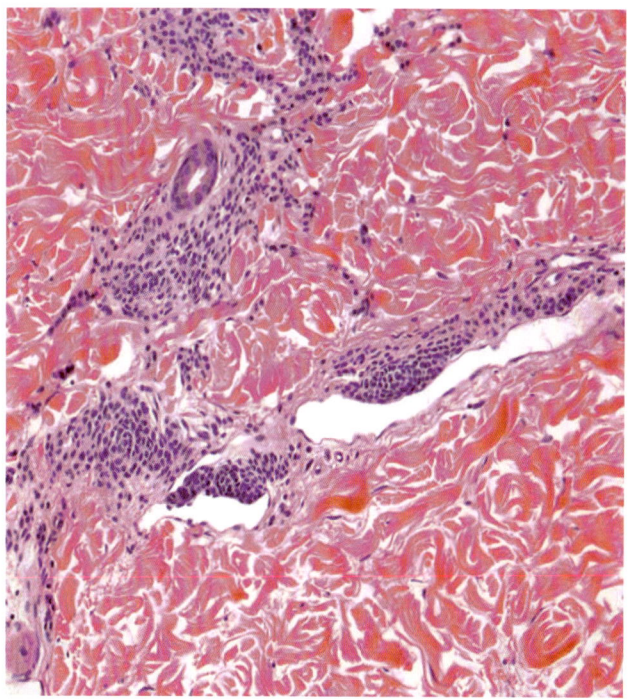

图 40.5　先天性痣出现血管内皮下生长模式

41 复合痣的类型

以下为各种类型的复合痣：
- 交界痣、皮内痣、普通混合痣或发育不良性混合痣与下列痣中一种的复合：
  - 蓝痣（最常见）
  - 梭形和上皮样细胞痣 [Spitz 痣或色素性梭形细胞痣（pigmented spindled cell nevus, PSCN）]
  - 深部色素性痣（丛状/深部穿透性痣或者倒置性 A 型痣/克隆性痣）
- 其他复合痣伴或不伴普通痣成分

41 复合痣的类型

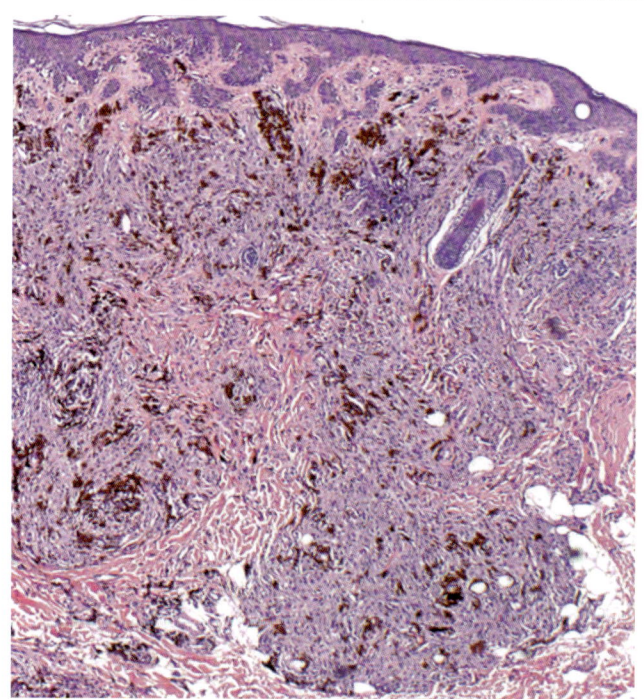

图 41.1 深部穿透性/丛状复合痣：本例为具有深部色素成分的复合痣

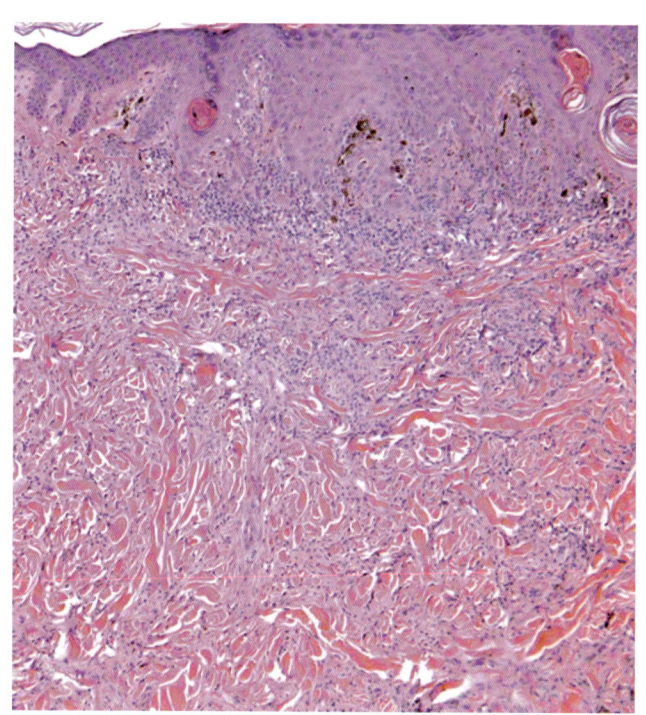

图 41.2 先天性痣和蓝痣形成的复合痣

图 41.3 倒置性 A 型痣

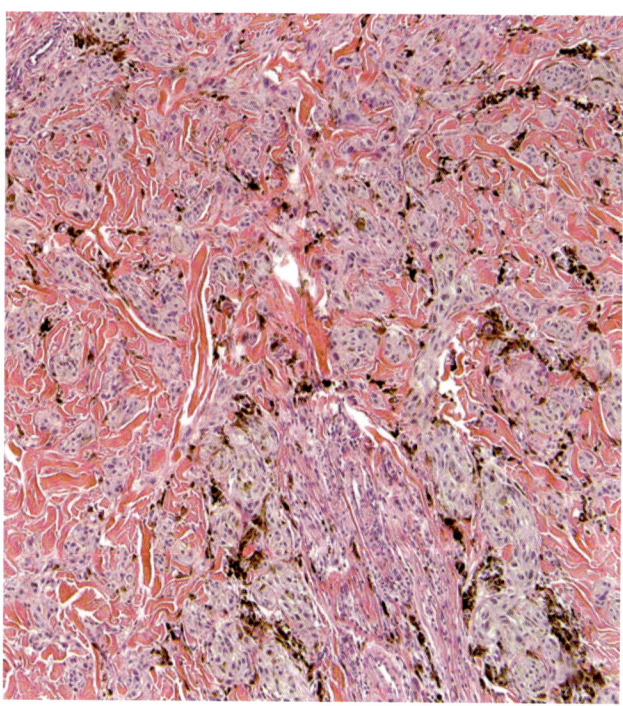

图 41.4 深部穿透性/丛状痣

42 良性黑色素细胞增生伴有Paget样扩散

Paget样扩散是指表皮上层的单个细胞增生,类似乳房Paget病的表皮病变模式。当黑色素细胞出现显著细胞学不典型性时,Paget样扩散被认为是诊断原位黑色素瘤的主要标准。一些良性黑色素细胞增生性疾病也可出现Paget样扩散,应与黑色素瘤区分开。

缩写词PSPREAD归纳了可出现Paget样扩散的肿瘤类型:

儿童痣(**P**ediatric,幼儿出现的痣,<5岁;先天性痣)

Spitz痣

色素性梭形细胞痣(**P**igmented spindled cell nevus)

复发痣(**R**ecurrent nevus)

表皮剥脱性痣(**E**xcoriated nevus)

肢端痣(**A**cral nevus; MANIAC = melanocytic acral nevus with intraepidermal ascent of cells,肢端黑色素细胞痣伴表皮内细胞上移)

发育不良痣(**D**ysplastic nevus)

42 良性黑色素细胞增生伴有Paget样扩散

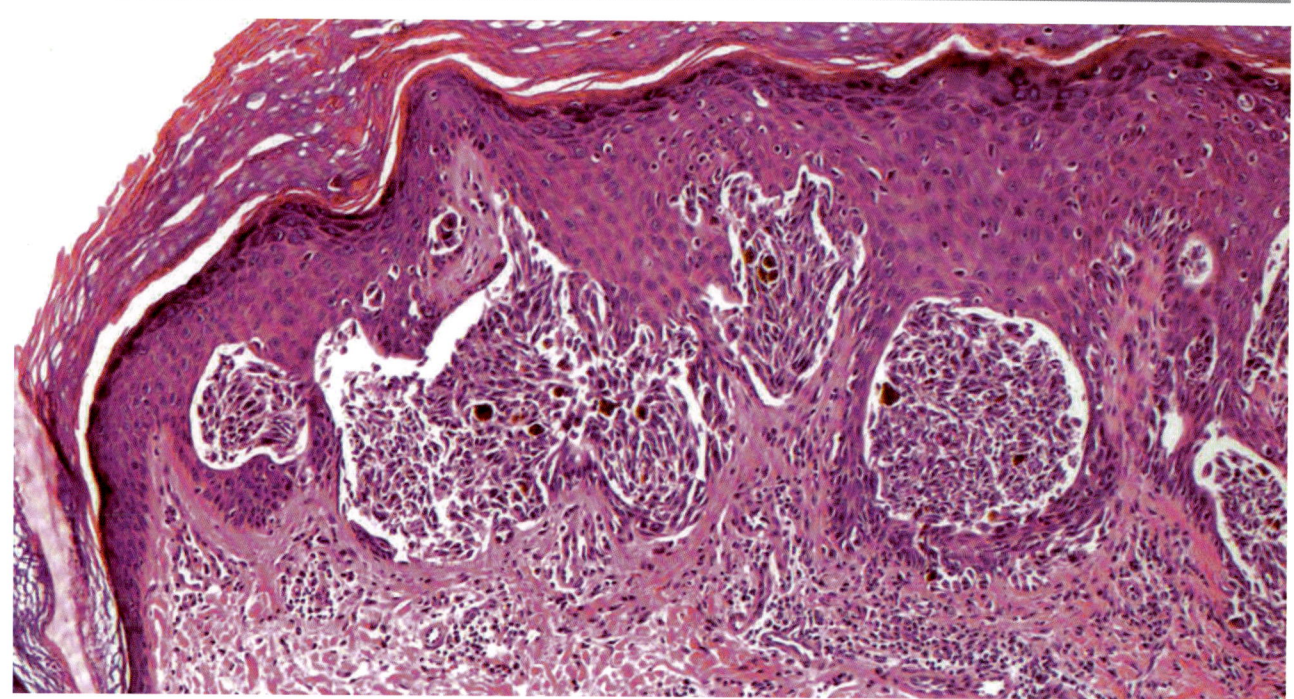

图42.1 色素性梭形细胞痣伴表皮内单个黑色素细胞Paget样扩散

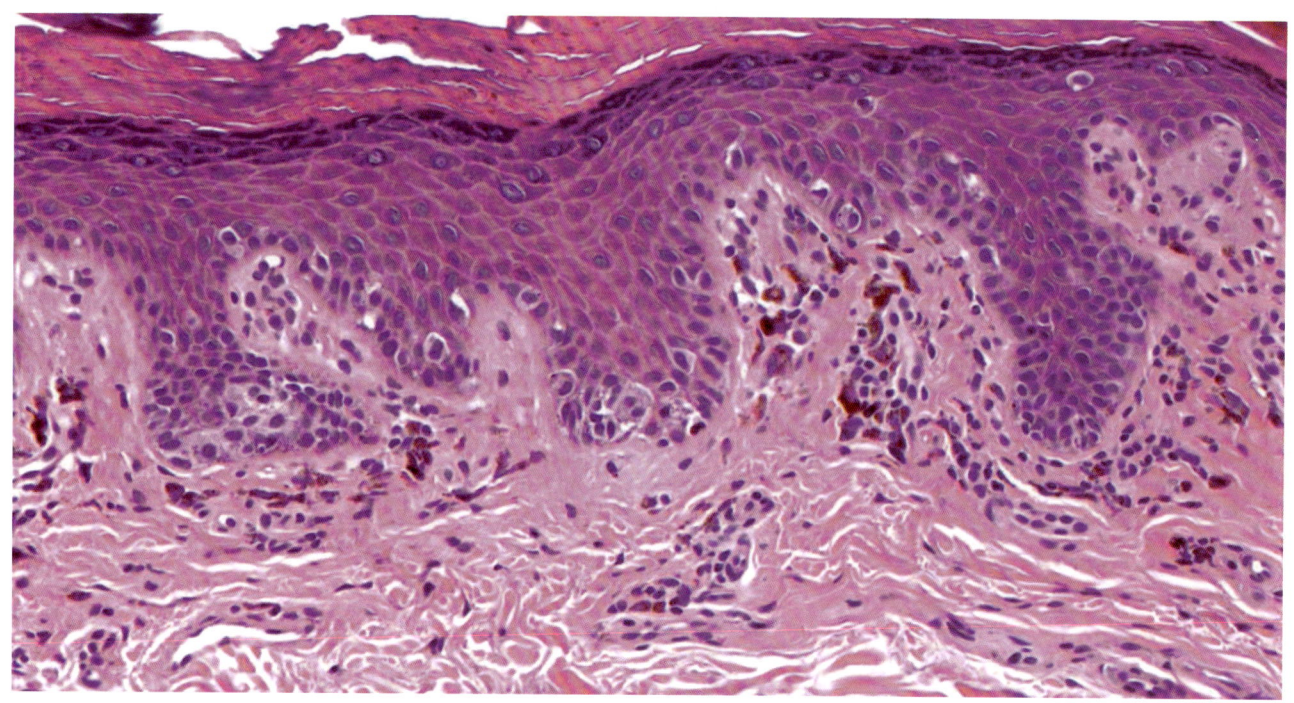

图42.2 肢端黑色素细胞痣伴表皮内细胞上移（MANIAC）

第九部分

如何书写黑色素瘤病理报告

43 侵袭性原发皮肤黑色素瘤

放射状生长期（radial growth phase, RGP）
- 单个细胞浸润真皮
- 小的侵袭性肿瘤细胞巢（真皮内细胞巢小于表皮内细胞巢）
- 真皮内无肿瘤细胞核分裂象
- 炎症浸润
- 真皮乳头层受累（Clark 分级为 II 级）

垂直向生长期（vertical growth phase, VGP）
- 增大的结节
- 真皮内细胞巢大于表皮内细胞巢
- 真皮内核分裂象
- 间质改变（促结缔组织增生性）
- 累及真皮乳头层、网状层或皮下脂肪组织（Clark 分级分别为 III 级、IV 级、V 级）

表43.1 原发皮肤黑色素瘤的分型

	百分比	RGP	VGP
SSM	70%	+	−/+
LMM	3%	+	−/+
ALM	2%	+	−/+
NM	25%	−	+（只有VGP的黑色素瘤）

SSM，浅表扩散型黑色素瘤；LMM，恶性雀斑样痣黑色素瘤；ALM，肢端雀斑样黑色素瘤；NM，结节型黑色素瘤

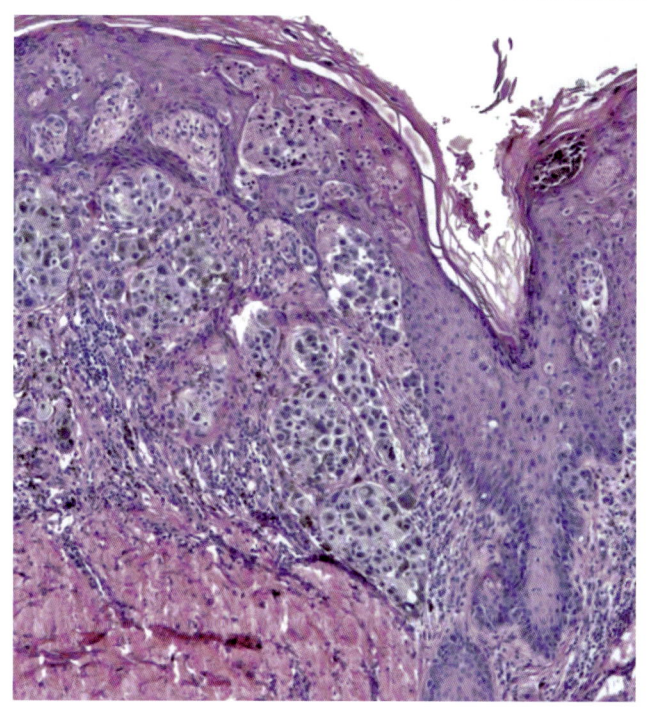

图 43.1　伴放射状生长和垂直向生长的浅表扩散型黑色素瘤

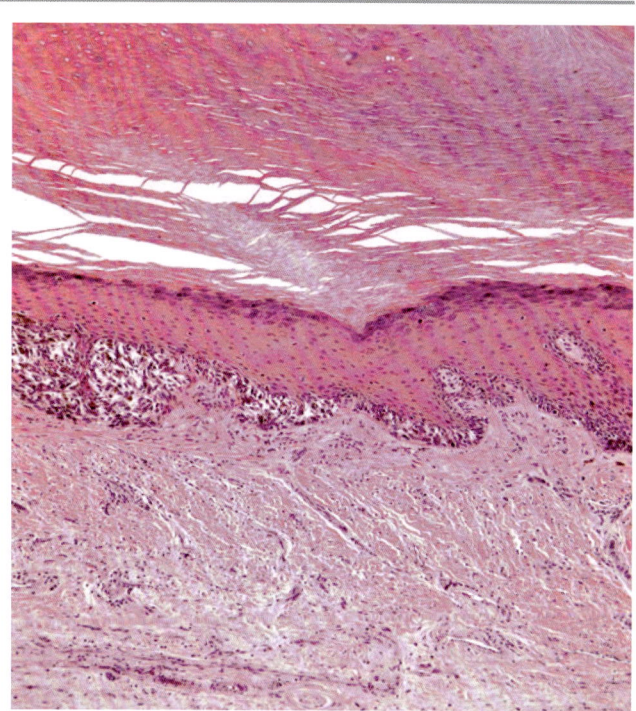

图 43.3　肢端雀斑样原位黑色素瘤

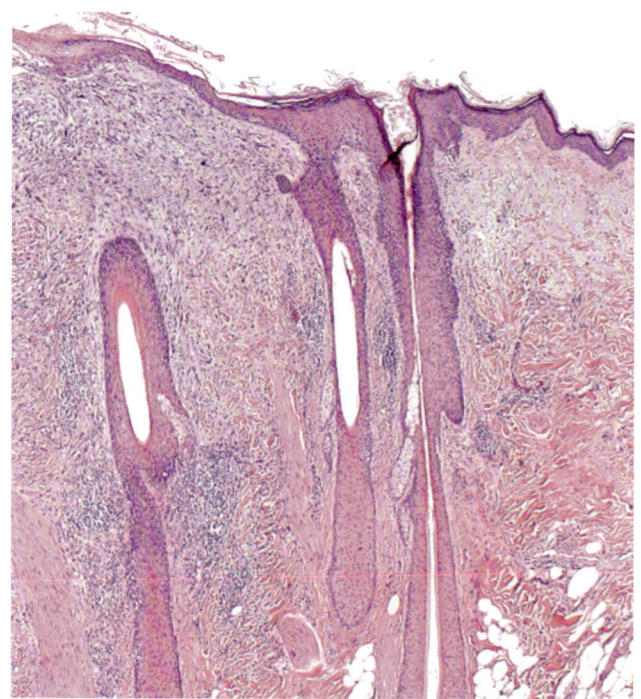

图 43.2　伴放射状生长和垂直向生长的促结缔组织增生性恶性雀斑样痣黑色素瘤

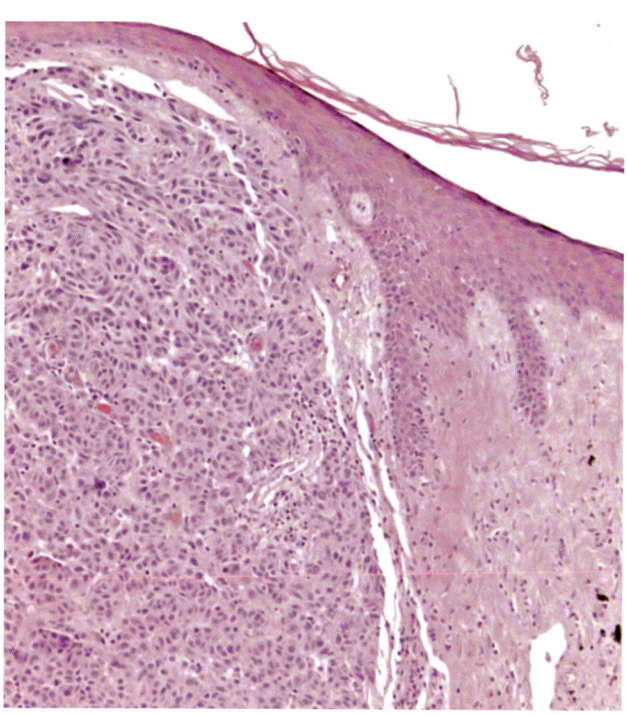

图 43.4　结节型黑色素瘤往往仅有垂直向生长

44 测量黑色素瘤厚度

原发肿瘤的厚度是皮肤黑色素瘤患者最重要的预后指标。坚持使用一致的方法来测量及报告原发肿瘤的厚度对于照料患者而言至关重要。肿瘤厚度用一种有人工千分尺的显微镜进行测量。这种显微镜有一种校准表格,该表格可让以微米(μm)为单位的测量值转换为以毫米(mm)为单位的实际测量值。原发肿瘤的厚度是从表皮颗粒层细胞的顶部到黑色素瘤在真皮内的最深浸润点测得的距离。如果肿瘤最厚的区域表面有溃疡,则测量从溃疡基底到浸润最深的黑色素瘤细胞间的距离。沿附属器结构、神经或血管分布的黑色素瘤细胞不适于该测量方法。对于具有息肉状结构的肿瘤而言,应跨越息肉状突起的最大直径,测量与皮肤表面的垂直距离。

测量原发黑色素瘤厚度的指南

- 使用具有千分尺和校准表格的显微镜
- 垂直于皮肤表面,测量颗粒层上部至真皮内浸润最深的黑色素瘤细胞间的距离
- 测量时不考虑附属器周围真皮中、神经周围空隙中和血管内的肿瘤细胞
- 若肿瘤最厚部分表面有溃疡,则测量最浅表可见的黑色素瘤细胞至真皮内浸润最深的黑色素瘤细胞间的距离

44 测量黑色素瘤厚度

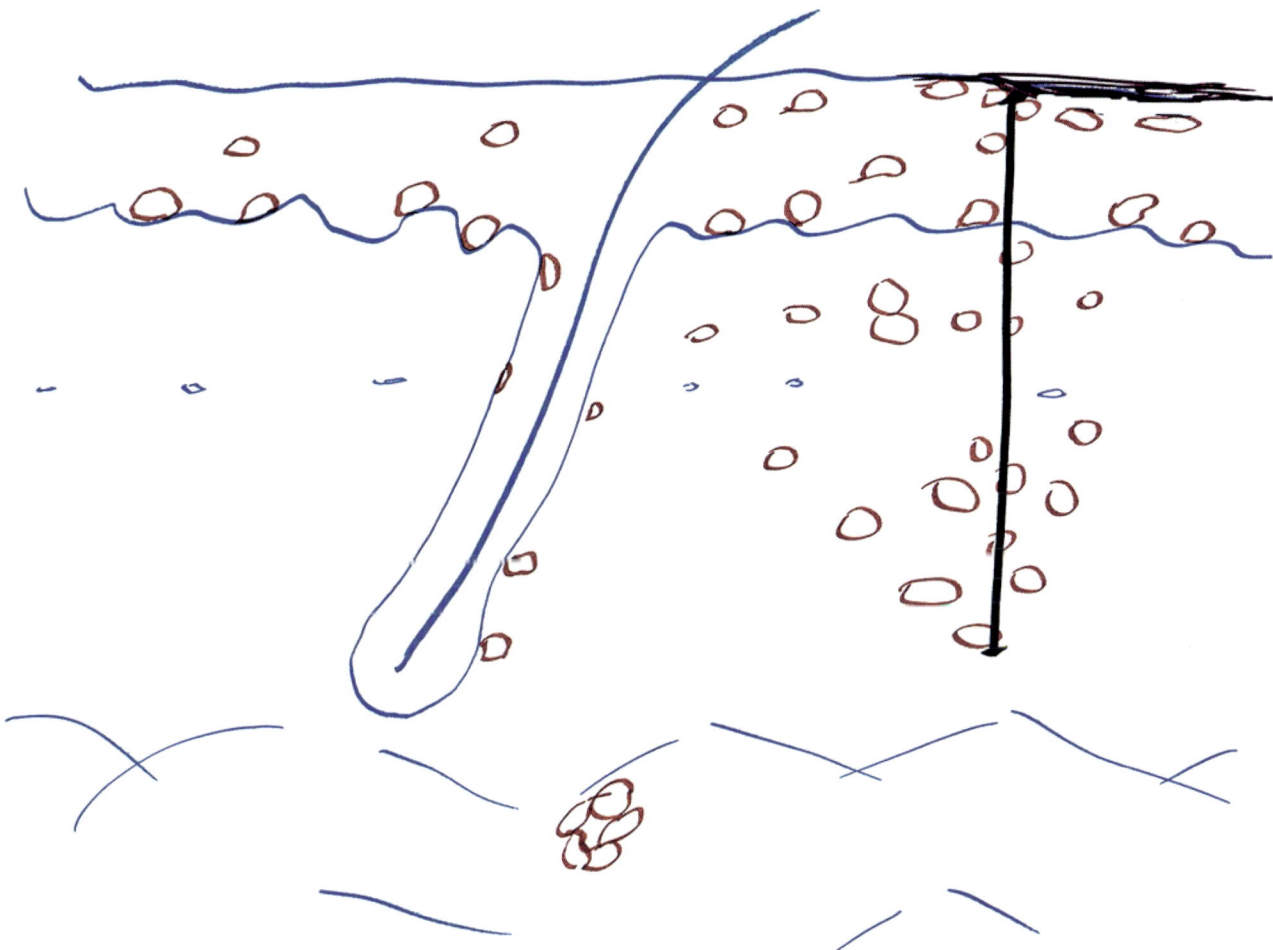

图 44.1 测量原发皮肤黑色素瘤的厚度。该图中的黑色素瘤细胞（棕色圆圈）位于表皮内和有局灶性溃疡的真皮内，并沿毛囊边缘分布，此外皮下脂肪组织亦可见微卫星灶。黑线指示的是测量肿瘤厚度的合适位置。在本例中，肿瘤厚度（也称为 Breslow 厚度）测量的是溃疡下方最明显的黑色素瘤细胞到浸润最深的黑色素瘤细胞间的距离，后者应与附属器结构无关。Breslow 厚度测量法不包括微卫星灶。

45 黑色素瘤的消退

原发黑色素瘤的消退现象伴发更高的转移风险，特别是在薄瘤体黑色素瘤中。当评价消退的严格定义得到遵循时，可获得与预后最一致的相关性。消退现象以表皮和真皮内局部黑色素瘤细胞完全消退为特征，而其两侧的表皮或真皮内还有黑色素瘤。报告消退现象的标准如下：

- 一个侵袭性黑色素瘤内或其附近出现表皮和真皮内黑色素瘤细胞完全缺失。
- 常伴发表皮变薄、其上方纤维化、血管增生、慢性炎症和噬黑色素细胞。

45 黑色素瘤的消退

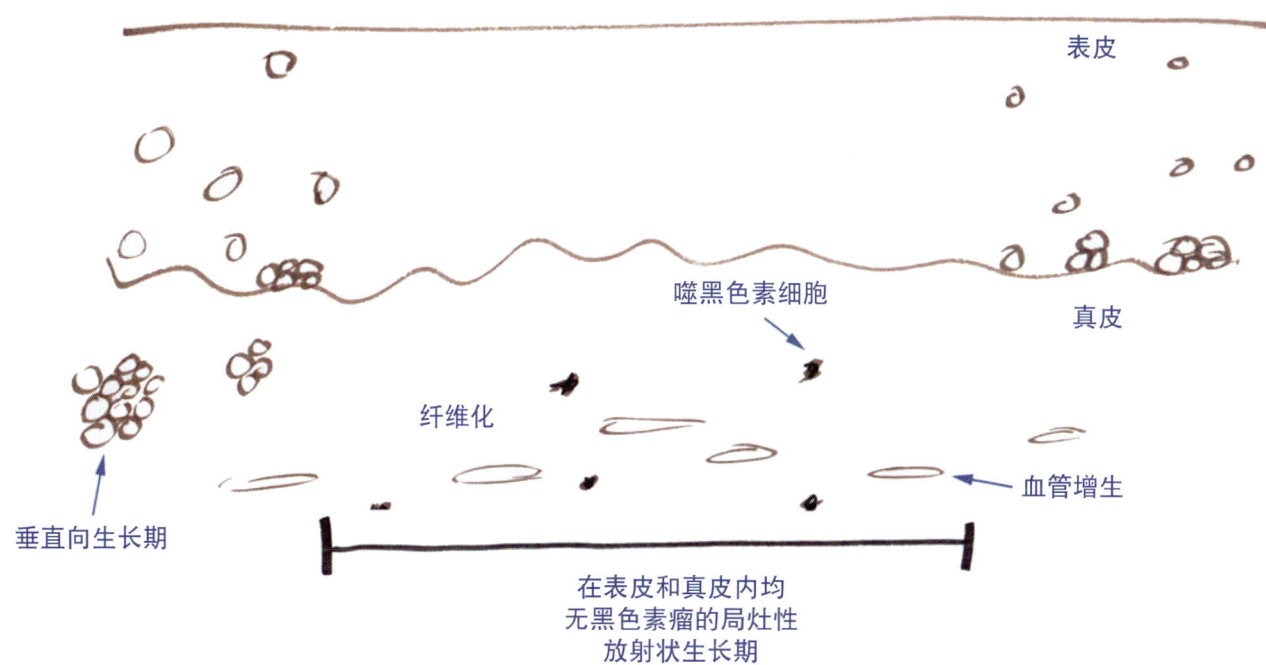

图 45.1 原发黑色素瘤的消退现象。黑色素瘤细胞（棕色圆圈）位于表皮和真皮内，中央见缺乏表皮和真皮内肿瘤的区域，而其两侧有黑色素瘤。这就是所谓的消退灶。消退现象伴发更高的转移风险

46 计算黑色素瘤核分裂象

有丝分裂程度是原发皮肤黑色素瘤患者重要的预后指标。在美国癌症联合委员会（AJCC）第 7 版的黑色素瘤分期系统中，核分裂象、溃疡和肿瘤厚度构成了薄瘤体黑色素瘤分期的基础。确认核分裂象预后价值的研究使用的是"热点（hot spot）"技术来定量分析。AJCC 黑色素瘤分期委员会推荐使用"热点"方法，该方法的报告包括了每平方毫米（mm^2）所测得的核分裂象的数量。通常检查常规苏木素 - 伊红（HE）切片即可完成计算，而不必过度行组织切片。

- 使用"热点"法：
  - 扫描 HE 染色的组织切片，寻找真皮肿瘤内具有最多核分裂象的区域→这是计数的起点。连续计数高倍视野下的核分裂象，直到评估完 $1mm^2$ 的区域。（每个显微镜都不一样，某些显微镜中 $1mm^2$ 为 40 倍物镜下 4 个视野的区域。）
- 报告每 mm^2 下核分裂象的数目
- 如果任一区域内仅有一个核分裂象，则报告：1 个核分裂象 /mm^2
  - 注意不要报告为：< 1 个核分裂象 /mm^2
- 如果在垂直生长期未见核分裂象，则报告：0 个核分裂象 /mm^2
  - 注意不要报告为：< 1 个核分裂象 /mm^2

46 计算黑色素瘤核分裂象

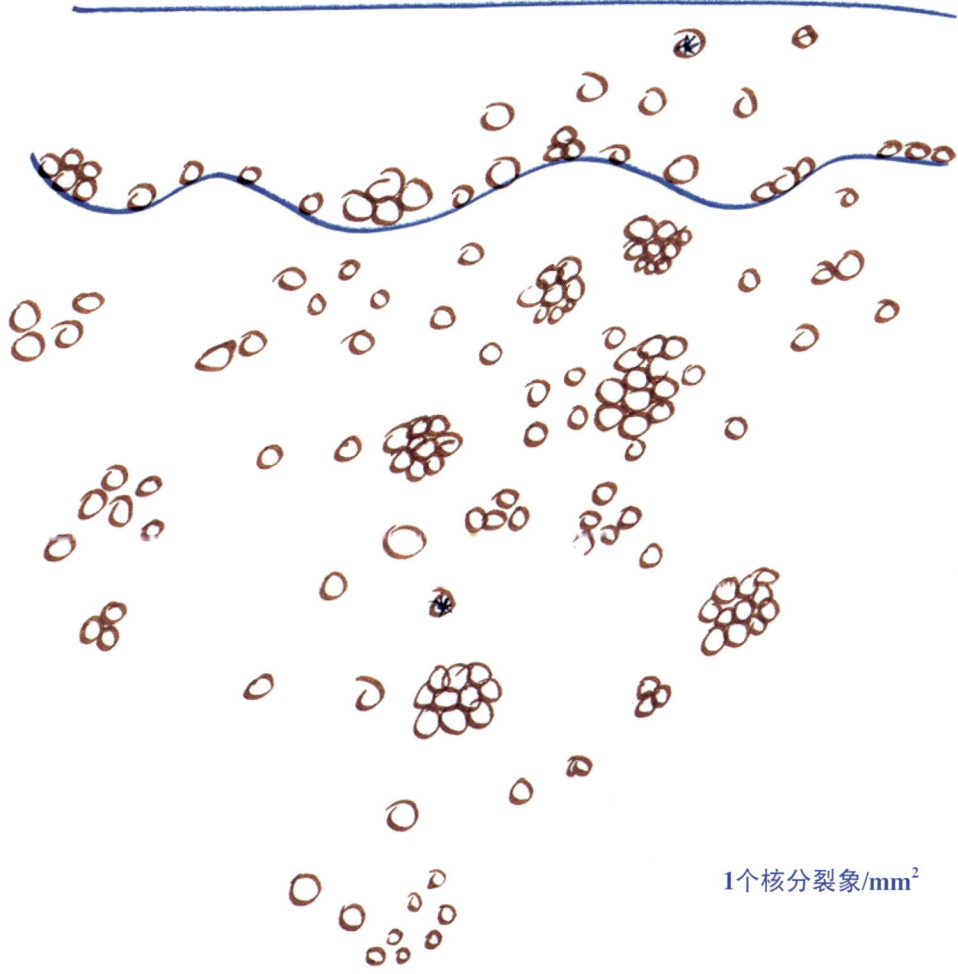

图 46.1 报告为 1 个核分裂象 /mm² 的黑色素瘤模式图。黑色素瘤细胞（棕色圆圈）可见于表皮和真皮内。图中可见两个肿瘤细胞有核分裂象（有黑色星号的棕色圆圈）。表皮内肿瘤细胞不包括在该评估中。尽管该肿瘤总体大于 1mm²，但 1mm² 的"热点"区域内只有一个核分裂象。本例报告为 1 个核分裂象 /mm²（而不报告＜ 1 个核分裂象 /mm²）

47 报告肿瘤中浸润的淋巴细胞

原发皮肤黑色素瘤中，若肿瘤病变内伴有大量浸润性淋巴细胞（tumor infiltrating lymphocyte, TILs）则提示预后更佳。淋巴细胞与肿瘤细胞间的关联程度可分级为"活跃型""不活跃型"或"缺如型"，其定义如下：

活跃型
- TILs 浸润至肿瘤所有的纵行层次或突破其整个基底层。淋巴细胞必须直接与黑色素瘤细胞相邻

不活跃型
- TILs 仅位于垂直生长期的一个或多个局部

缺如型
- 可出现淋巴细胞但未浸润入黑色素瘤。例如，它们可以在血管周围或位于纤维化区域中或围绕而不浸润入黑色素瘤
- 没有与垂直向生长肿瘤任一区域相关的淋巴细胞
- 存在一个不伴炎症的真皮内黑色素瘤结节

47 报告肿瘤中浸润的淋巴细胞

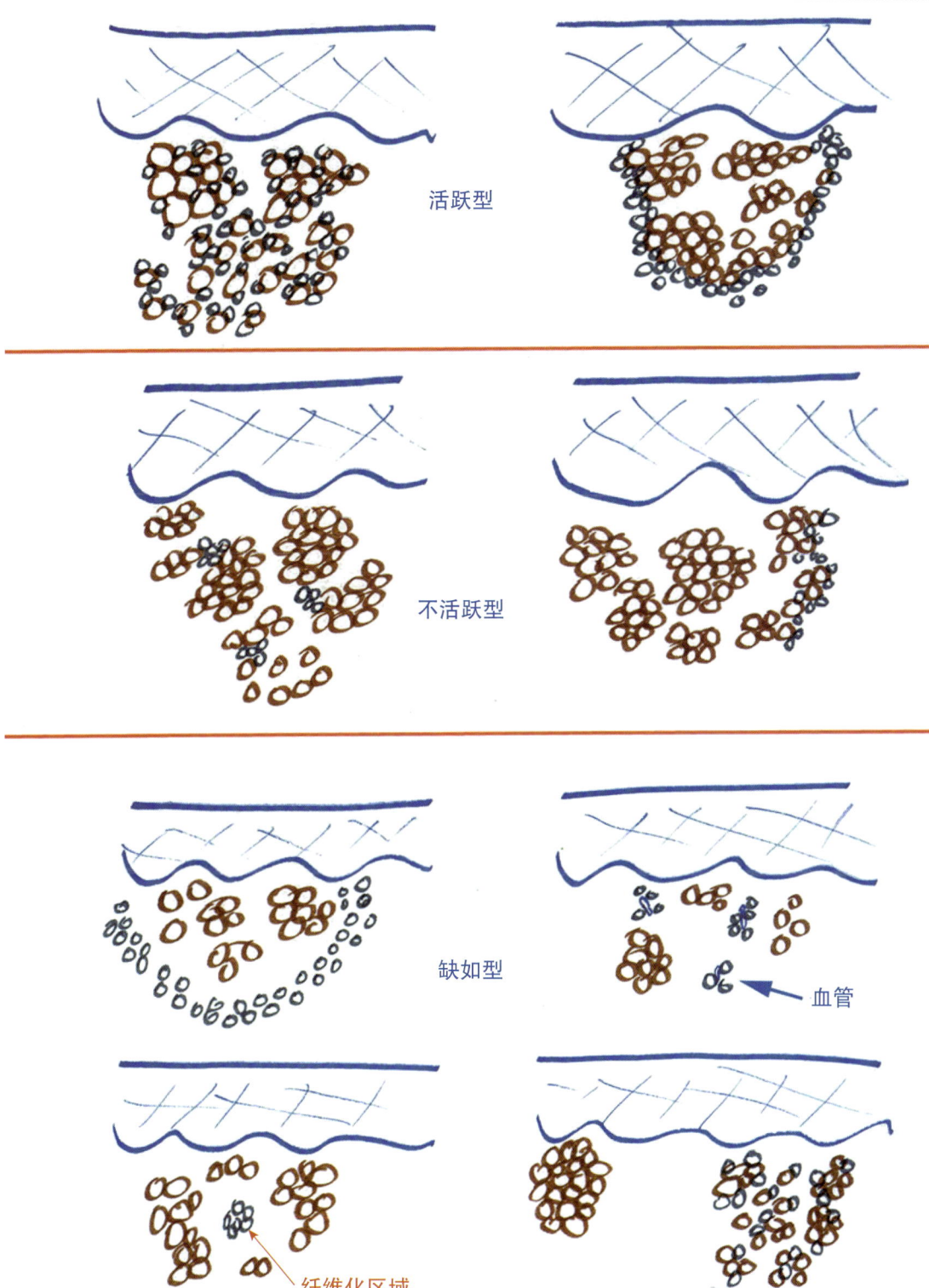

图 47.1 原发皮肤黑色素瘤中肿瘤浸润淋巴细胞模式图。在活跃型中，TILs（黑色小圆圈）浸润了整个垂直生长期或沿着肿瘤周围边界浸润，与黑色素瘤细胞（棕色圆圈）接触。在不活跃型，TILs 与黑色素瘤细胞间的联系更为局限或呈局灶性。在缺如型，可存在淋巴细胞，但与黑色素瘤细胞间无联系

48 恶性雀斑样痣、恶性雀斑样痣原位黑色素瘤、恶性雀斑样痣黑色素瘤

对老年人光损伤皮肤而言，其重度不典型黑色素细胞增生性损害存在一个病谱。其范围可从真皮表皮交界处出现散在单个细胞增生（恶性雀斑样痣）到出现表皮内不典型肿瘤细胞密集增生，细胞可成巢、融合及 Paget 样扩散（恶性雀斑样痣原位黑色素瘤）。当肿瘤细胞侵犯真皮时，就成为侵袭性黑色素瘤。以下为区分黑色素细胞增生这 3 个阶段的标准。

恶性雀斑样痣（lentigo maligna, LM）
- 雀斑样痣样不典型黑色素细胞增生，伴局部融合
- 表皮萎缩
- 日光弹力变性

恶性雀斑样痣原位黑色素瘤（lentigo maligna melanoma in situ, LMMIS）

LM 和满足以下 3 条标准中至少 2 条：
- 不典型黑色素细胞出现 Paget 样扩散
- 表皮内黑色素细胞巢
- 不典型黑色素细胞沿着真皮表皮交界处融合

恶性雀斑样痣黑色素瘤（lentigo maligna melanoma, LMM）
- LMMIS 和不典型黑色素细胞侵犯真皮

48 恶性雀斑样痣、恶性雀斑样痣原位黑色素瘤、恶性雀斑样痣黑色素瘤

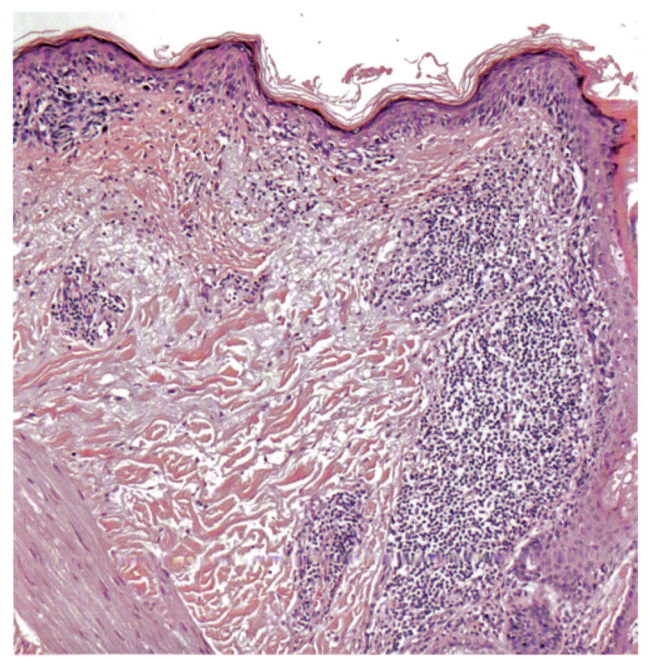

图 48.1 恶性雀斑样痣原位黑色素瘤（LMMIS）中黑色素细胞成巢和融合

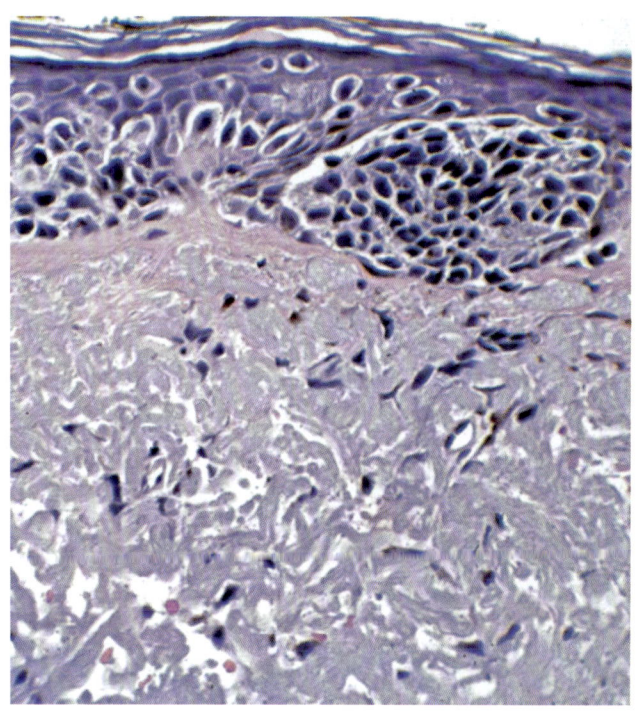

图 48.2 恶性雀斑样痣原位黑色素瘤（LMMIS）中黑色素细胞成巢和 Paget 样扩散

表48.1 LM、LMMIS和LMM的特征

	LM	LMMIS	LMM
光暴露皮肤处斑状色素性皮损	+	+	+
局灶性丘疹	−	−	+
表皮萎缩	+	+	+
日光弹力变性	+	+	+
雀斑样痣样不典型黑色素细胞增生	+	+	+
表皮内细胞巢	−	+/−[a]	+/−
Paget样扩散	−	+/−[a]	+/−
细胞融合	−	+/−[a]	+/−
真皮内肿瘤成分	−	−	+

[a] 这三种特征中至少有2条存在于LMMIS中

第十部分

特殊染色

49 组织化学染色

与免疫组织化学染色法需要通过抗体来检测特异性抗原不同，组织化学染色是通过化学反应来检测组织中的特定成分。

表49.1 检测皮肤疾病时常用的组织化学染色

染色	着色成分	常用举例
阿新蓝染色	真皮内酸性黏蛋白	红斑狼疮、皮肌炎、黏液性水肿
Brown-Hopps染色（组织革兰染色）	革兰染色阳性：蓝色 革兰染色阴性：红色	坏死性筋膜炎
胶体铁染色	酸性黏蛋白	红斑狼疮、皮肌炎、黏液性水肿
萘酚酯酶染色（Leder）	成熟的髓系细胞/粒细胞	急性髓性白血病、粒细胞肉瘤
弹力纤维染色	弹力纤维	穿通性疾病、弹力纤维假黄瘤、皮肤松弛症
Fontana-Masson染色	黑色素、神经内分泌颗粒	炎症后色素沉着、白癜风
吉姆萨染色	肥大细胞、原生动物	色素性荨麻疹、利什曼病
GMS染色（六胺银染色）	真菌	深部真菌感染
黏蛋白胭脂红染色	上皮、黏蛋白和酸性黏蛋白	腺癌、隐球菌细胞壁
PAS染色（过碘酸-雪夫染色）	糖原、基底膜带糖蛋白、唾液黏蛋白	甲癣
PAS-D染色（PAS-淀粉酶染色）	同上，但是淀粉酶可以降解糖原	红斑狼疮、深部真菌感染
甲苯胺蓝染色	酸性黏蛋白、肥大细胞	红斑狼疮、皮肌炎
三色法染色	胶原	穿通性疾病
冯-库萨染色	钙	钙化防御

49 组织化学染色

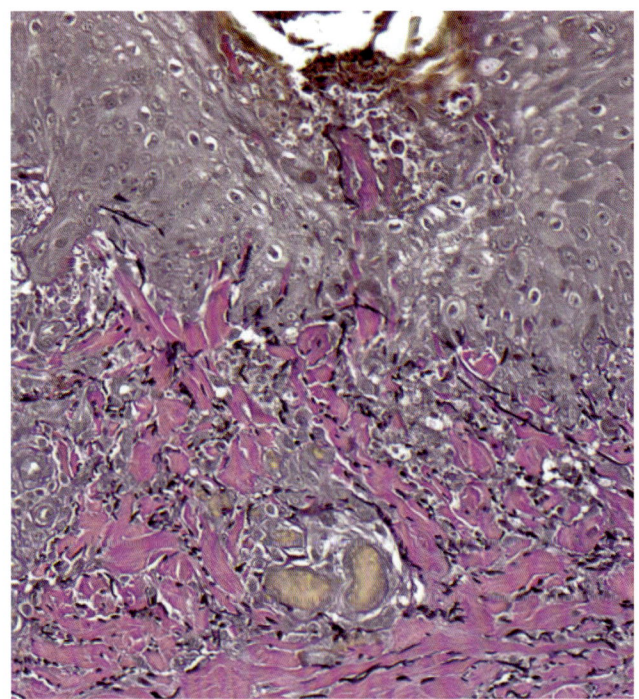

图 49.1 弹力纤维染色：匍行性穿通性弹力纤维病

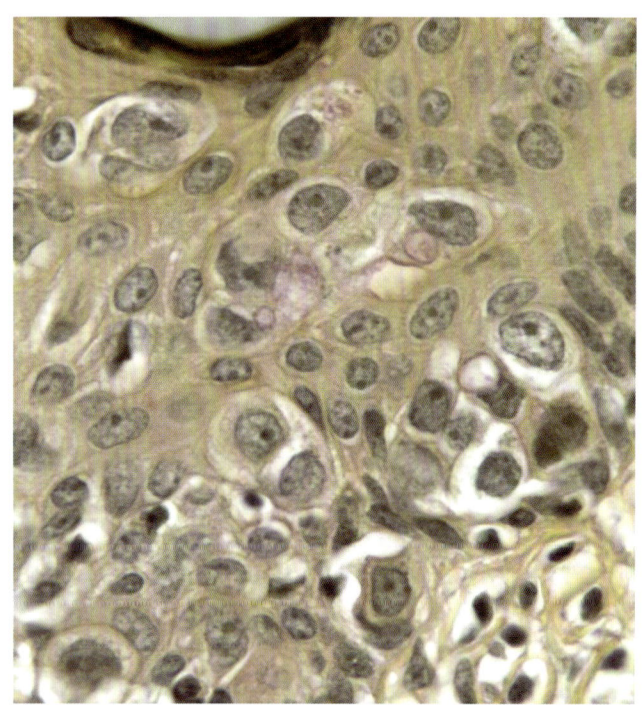

图 49.3 黏蛋白胭脂红染色标记乳房外 Paget 病中胞质内黏蛋白（粉色）

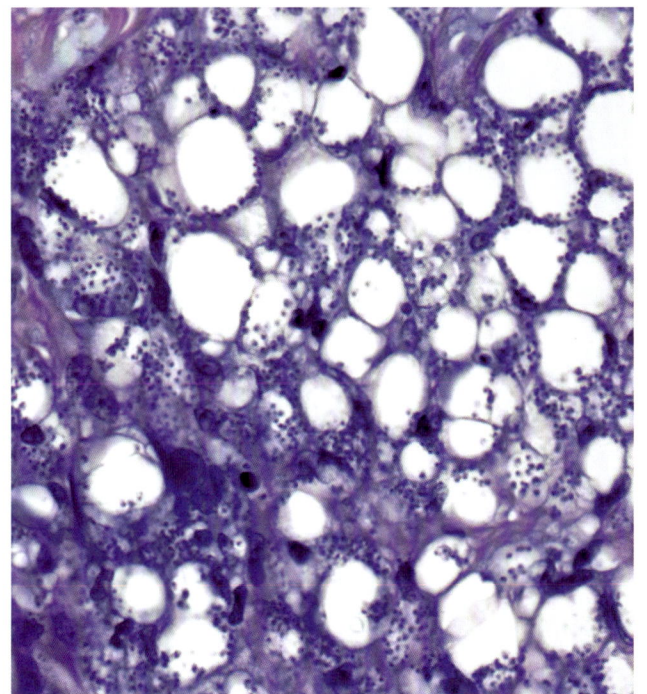

图 49.2 吉姆萨染色：显示利什曼病的胞质内微生物

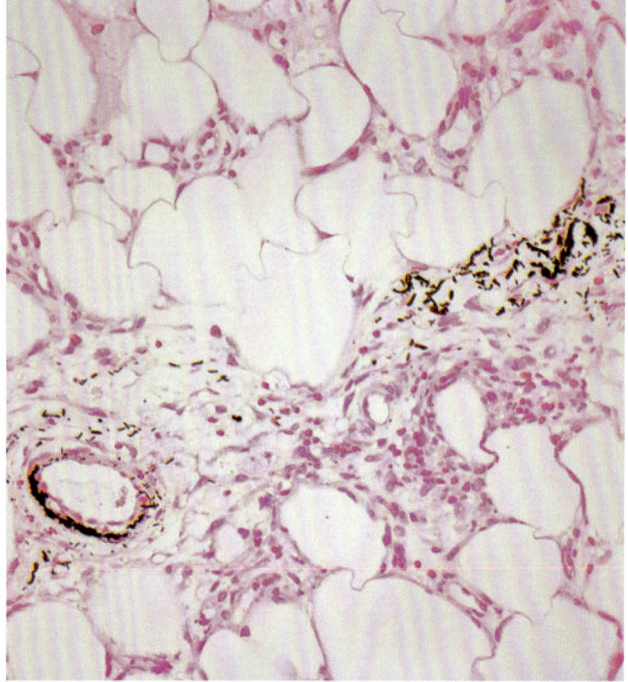

图 49.4 冯 - 库萨染色显示钙化防御中血管周围和间质内的钙化（棕-黑色）

50 免疫组织化学染色

免疫组织化学染色使用标记好的抗体来检测组织中特异性蛋白质,是苏木素-伊红染色的有益补充。

表50.1 皮肤病理学中用到的免疫组织化学染色

标记物	着色成分	临床应用
CD1a	表皮内朗格汉斯细胞和一些皮肤树突状细胞	朗格汉斯细胞组织细胞增生症
CD34	内皮细胞、造血祖细胞、真皮树突状细胞	血管和间质成分
CD68	组织细胞	组织细胞的一般标记,非特异性
CD163	组织细胞	对组织细胞的特异性较CD68高
CEA	附属器导管	用于染附属器肿瘤中的导管分化
细胞角蛋白	上皮细胞中间丝	CK5/6:鳞状细胞 CK7:附属器,乳腺 CK20:Merkel细胞(点状) AE1/3:大部分癌 CAM5.2:大部分癌 CK903:高分子量角蛋白(HMWK)、基底细胞和肌上皮细胞
D240	淋巴管内皮	淋巴管血管侵犯
结蛋白(desmin)	肌细胞的中间丝	向肌肉分化的肿瘤
上皮膜抗原(EMA)	皮脂腺细胞和其他附属器细胞	向皮脂腺分化的肿瘤
XIIIa因子	成纤维细胞	向成纤维细胞分化的肿瘤
Fli-1	内皮细胞	血管肿瘤
胶质丝相关蛋白(GFAP)	中枢神经系统细胞的中间丝	向神经系统分化的肿瘤
HMB-45	黑色素细胞	鉴别黑色素瘤和表皮内痣
Ki-67	连续分裂中的细胞	增殖指数
白细胞共同抗原(LCA)	所有的淋巴样细胞	在几乎所有非霍奇金淋巴瘤中均为阳性
MART-1	黑色素细胞	黑色素瘤和痣
Melan-A	黑色素细胞	黑色素瘤和痣
MITF	黑色素细胞和一些组织细胞	黑色素瘤和黑色素细胞(核染色)
NKIC3	选择性的皮肤神经嵴细胞	部分黑色素瘤和神经鞘黏液瘤
S100	神经组织、附属器分泌部、黑色素细胞	黑色素瘤、痣和附属器透明细胞癌
平滑肌蛋白(SMA)	平滑肌、肌上皮细胞、肌成纤维细胞	平滑肌肿瘤、球细胞瘤、外泌汗腺癌
波形蛋白(vimentin)	间质组织和黑色素细胞	软组织肿瘤和黑色素瘤

本表并不全面,但包含了皮肤病理学中常用的许多免疫组织化学染色

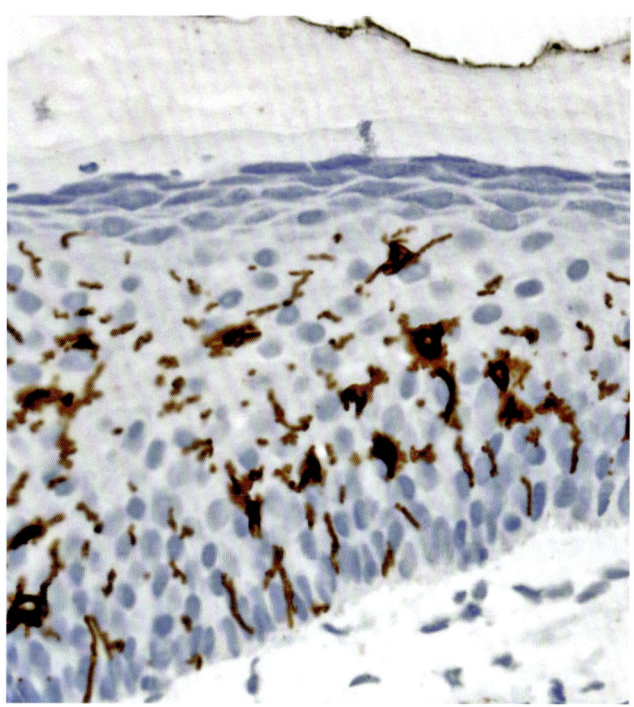

图50.1 CD1a 标记表皮内朗格汉斯细胞

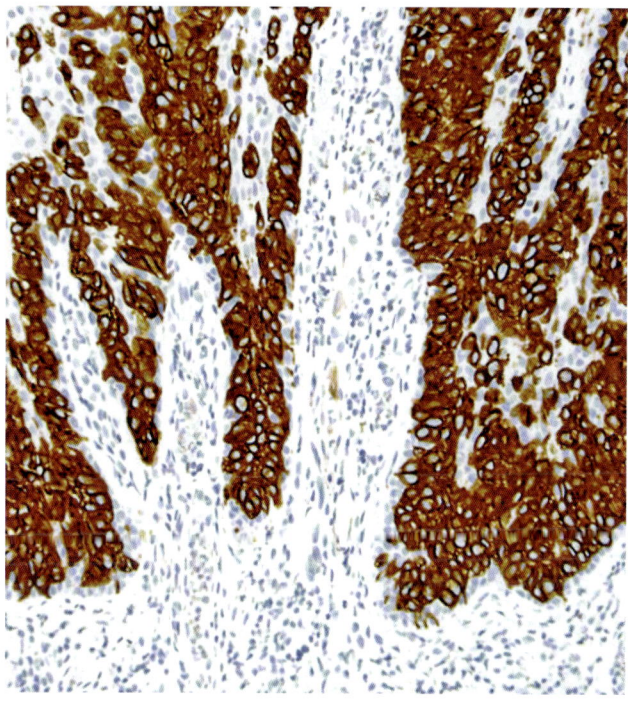

图50.3 角蛋白 7（CK7）在乳房外 Paget 病中标记表皮内肿瘤细胞。注意真皮表皮交界处有一圈 CK7 染色阴性的角质形成细胞

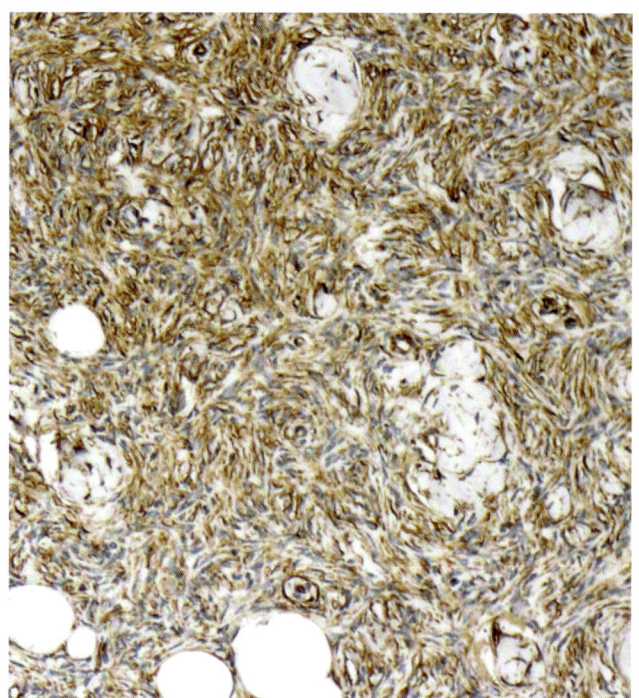

图50.2 CD34 标记隆突性皮肤纤维肉瘤的肿瘤细胞

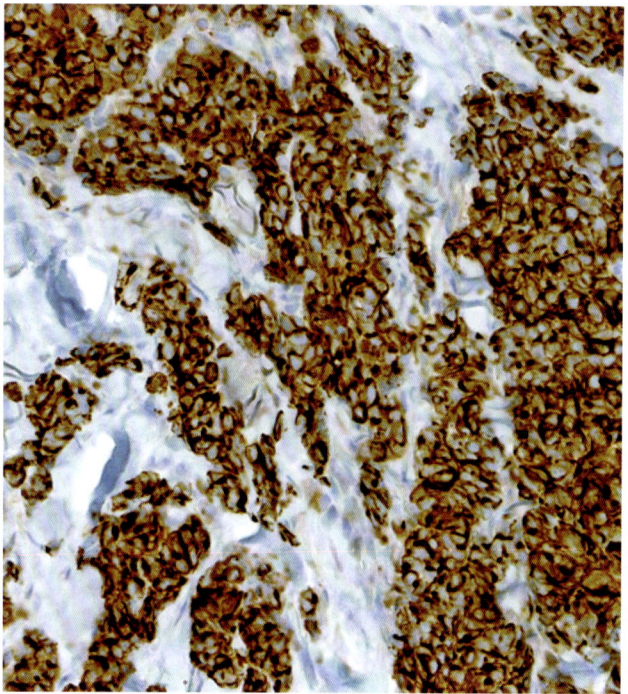

图50.4 角蛋白 20（CK20）在 Merkel 细胞癌中染色：可见核周点状着色

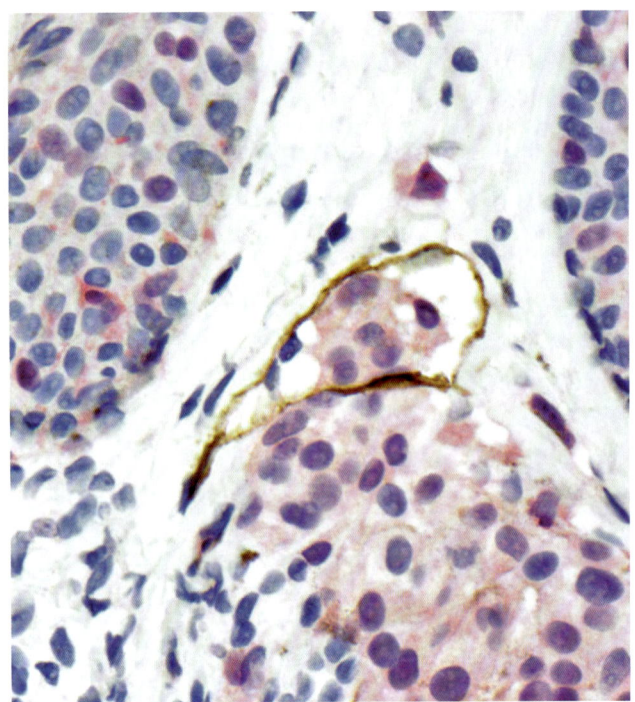

图 50.5 D240 和 S100 联合染色，可以确定 D240⁺ 淋巴管内（棕色）S100⁺ 的黑色素瘤细胞（粉色）

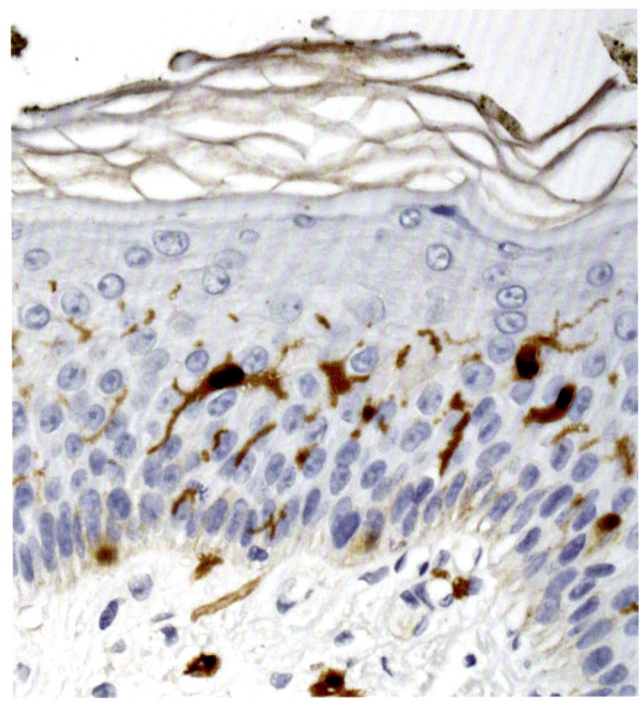

图 50.7 S100：表皮内黑色素细胞和朗格汉斯细胞着色

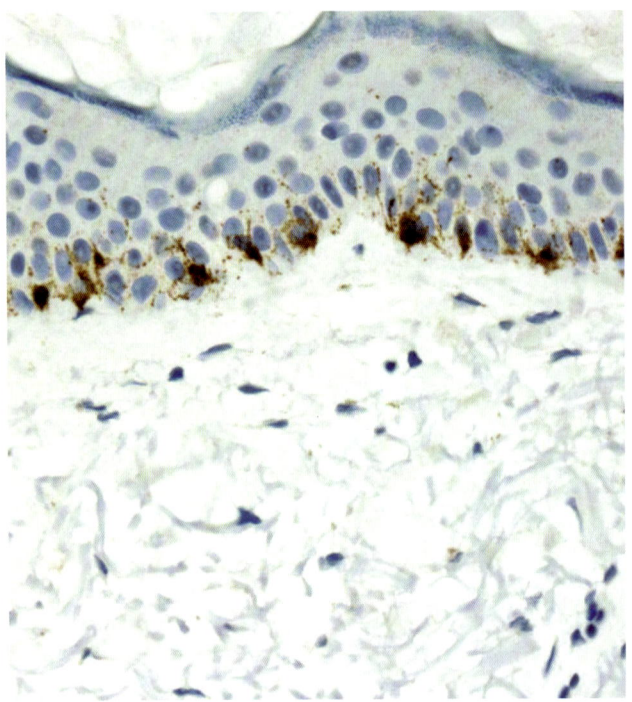

图 50.6 HMB-45：表皮内黑色素细胞着色

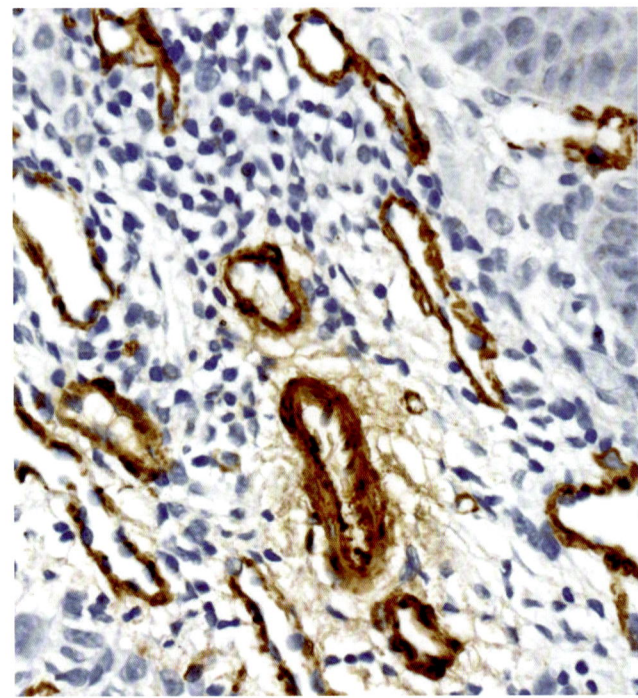

图 50.8 SMA：血管周围平滑肌细胞着色

词汇表

棘层松解（Acantholysis）：角质形成细胞间黏附丧失。

棘层肥厚（Acanthosis）：表皮增生伴棘细胞层厚度增加。

凋亡（Apoptosis）：程序性细胞死亡，以细胞收缩、染色质浓缩及核碎裂为特征。

大疱（Bulla）：表皮内或表皮下含有浆液和/或炎症细胞碎屑的腔隙，直径大于5mm。

Civatte小体或胶样小体（Civatte/Colloid Bodies）：位于表皮内或真皮乳头浅层的嗜酸性、圆形物质，常见于苔藓样疾病中。

圆体（Corps Ronds）：在棘层松解性角化不良中，棘层的角质形成细胞出现嗜酸性细胞质和核周晕，晕由嗜碱性透明角蛋白颗粒组成。

角化不良（Dyskeratosis）：在角质层下方，过早角化的个别异常角质形成细胞。

亲表皮性（Epidermotropism）：有细胞学不典型性的T淋巴细胞位于表皮内，常不伴海绵水肿，为蕈样肉芽肿的特征性表现。

糜烂（Erosion）：表皮不完全缺失，不损伤基底膜带。

细胞外渗（Exocytosis）：单一核细胞位于表皮内，常伴海绵水肿。

巨细胞（Giant Cell）：异物巨细胞：核杂乱排列的多核巨细胞。Touton巨细胞：多核巨细胞，环状排列的核中央为非泡沫状嗜酸性细胞质，周围为花环样泡沫状细胞质。

谷粒（Grains）：在棘层松解性角化不良中，位于表皮浅层具有残留小固缩核的角质形成细胞。

肉芽组织（Granulation Tissue）：愈合期伤口中新形成的疏松胶原组织，由成纤维细胞、新生毛细血管以及包括淋巴细胞、浆细胞和巨噬细胞的炎症浸润所组成。

境界带（Grenz Zone）：未受累的真皮乳头层形成的狭窄区域，将表皮与其下方真皮内的细胞浸润或肿瘤分开。

角化过度（Hyperkeratosis）：角质层增厚。

Kamino小体（Kamino Body）：由基底膜物质组成的嗜酸性透明样变小球体，特征性见于Spitz痣的真皮表皮交界处或真皮乳头处。

核碎裂（Karyorrhexis）：死亡细胞的核崩解为小碎片形成核尘（凋亡）。

白细胞碎裂（Leukocytoclasis）：白细胞特别是中性粒细胞的破坏，形成核尘。

黏蛋白（Mucin）：真皮黏蛋白：酸性黏多糖（绝大多数为透明质酸），阿新蓝染色、胶样铁染色和甲苯胺蓝染色阳性，PAS染色阴性，见于结缔组织疾病；上皮黏蛋白（唾液黏蛋白）：由中性和酸性黏多糖组成，PAS染色阳性，对淀粉酶抵抗，黏蛋白胭脂红染色阳性。

Munro 微脓肿（Munro's Microabscess）：银屑病角质层内退变的中性粒细胞聚集形成的小脓肿。

正角化（Orthokeratosis）：不伴细胞核残留的角化过度。

角化不全（Parakeratosis）：保留有细胞核的角质层细胞形成的角化过度。

Pautrier 微脓肿（Pautrier Microabscess）：3个或3个以上不典型T淋巴细胞在表皮棘细胞层内聚集。

丛状（Plexiform）：沿已有的神经血管结构排列，形成丛状或网状。

假性Pautrier微脓肿（Pseudo-Pautrier Microabscess）：3个或3个以上朗格汉斯细胞和淋巴细胞在表皮棘细胞层内聚集。

脓疱（Pustule）：表皮内或表皮下空隙形成，内含液体和炎症细胞，通常为中性粒细胞。

网状变性（Reticular Degeneration）：严重的细胞内

水肿导致角质形成细胞破裂，形成多房性水疱，其间隔由残存的细胞壁构成，常见于病毒疹。

Kogoj海绵状脓疱（Spongiform Pustule of Kogoj）：银屑病中棘层上部的多房性中性粒细胞性脓疱。

海绵水肿（Spongiosis）：表皮细胞间水肿导致角质形成细胞间空隙增大。

溃疡（Ulcer）：表皮全层缺失，常伴基底膜带损伤。

水疱（Vesicle）：直径小于5mm的小疱。

索 引

A

暗色丝孢霉病 20

B

B细胞淋巴瘤 50
白塞病 44
白血病 42
败血症 44
鲍恩病 64
鲍恩样丘疹病 64
暴发性紫癜 44
鼻孢子菌病 20
边缘区淋巴瘤 50
扁平苔藓 34
播散性浅表性光线性汗孔角化症 30
播散性色素型光线性角化病 56

C

Cowdry小体 14
穿通性毛囊炎 38
穿通性皮肤病 38
垂直向生长期 102
丛状/深部穿透性痣 96

D

Darier病 26
大疱性表皮松解症 24
大疱性红斑狼疮 28
单纯疱疹病毒 14
单克隆性冷球蛋白血症 44
蛋白C缺乏症 44
倒置性A型痣 96
点状汗孔角化症 30

顶泌汗腺癌 74
顶泌汗腺肿瘤 74
冻疮 44
多形红斑 32
多形性日光疹 42

F

Fabry病 82
Fordyce血管角化瘤 82
发育不良痣 90
反应性穿通性胶原病 38
放射状生长期 102
非典型性纤维黄瘤 78
复发痣 98
复合痣 96
副球孢子菌病 20
副肿瘤性天疱疮 28

G

Grover病 26
固定型药疹 34
管状顶泌汗腺腺瘤 74
光线性角化病 56
光泽苔藓 34

H

Hailey-Hailey病 26
汗管瘤 74
汗孔癌 74
汗孔角化症 30
汗孔瘤 74
黑色素瘤 78, 102
红斑狼疮 32, 42

花斑癣 16
华法林坏死 44
环状肉芽肿 40
混合性冷球蛋白血症 44
获得性大疱性表皮松解症 28

J

Jessner淋巴细胞浸润症 42
基底鳞状细胞癌 66
基底细胞癌 54,66
急性痘疮样苔藓样糠疹 32
尖锐湿疣 60
交界痣 96
胶样小体 32
角质样板层 30
接合菌病 20
结节病 40
界面皮炎 32
疥疮 10
局限性血管角化瘤 82

K

Kyrle病 38
糠秕孢子菌性毛囊炎 16
克隆性痣 96

L

莱姆病 42
蓝痣 88,96
类风湿结节 40
类脂质渐进性坏死 40
链状芽生菌病 20
良性家族性天疱疮 26
淋巴细胞瘤 42
淋巴细胞性血管炎 44
淋巴样滤泡 50
淋巴增生性疾病 48
鳞状细胞癌 54
隆突性皮肤纤维肉瘤 78
滤泡树突状细胞 48
滤泡中心淋巴瘤 50
卵圆形糠秕孢子菌 16
螺旋腺瘤 74

M

Mibelli汗孔角化症 30
Mibelli血管角化瘤 82
Muir-Torre综合征 70
Munro微脓肿 37
慢性单纯性苔藓 36
慢性淋巴细胞白血病/淋巴瘤 48
慢性苔藓样糠疹 32
慢性游走性红斑 43
毛发红糠疹 36
毛发上皮瘤 54
毛囊角化病 26
毛囊皮脂腺顶泌汗腺单位 4
梅毒 42
蒙古斑 88
弥漫性体部血管角化瘤 82
弥散性血管内凝血 44

N

黏膜相关淋巴样组织结外边缘区B细胞淋巴瘤 48
念珠菌 16

P

Paget样扩散 98
疱疹样皮炎 28
皮肤T细胞淋巴瘤 48
皮肤纤维瘤 78
皮肤癣菌 16
皮肌炎 32
皮内痣 96
皮脂腺癌 54,70
皮脂腺上皮瘤（皮脂腺瘤） 70
皮脂腺腺瘤 70
皮脂腺增生 70
皮脂腺痣 72
蜱叮咬 10
平滑肌瘤 78
匍行性穿通性弹力纤维病 38

Q

浅表恶性纤维组织细胞瘤 78
球孢子菌病 20
曲霉病 18

雀斑样痣 86
雀斑样痣样损害 86

R
人乳头瘤病毒 12
蠕形螨 10
乳房外Paget病 62
乳头状汗管囊腺瘤 72,74
乳头状汗腺腺瘤 72,74

S
SCCIS 64
Spitz痣 96
色素性梭形细胞痣 96
深部色素性痣 96
梭形和上皮样细胞痣 96

T
苔藓样角化病 34
苔藓样皮炎 34
苔藓样药疹 34
太田痣 88
透明细胞汗腺癌 74
透明细胞汗腺瘤 74

W
外泌汗腺（小汗腺）单位 4
外泌汗腺癌 54
外泌汗腺汗孔瘤 62
外泌汗腺肿瘤 74
外阴非典型增生和瘤变 60
外阴上皮内肿瘤 60
微囊肿附属器癌 54,74

X
先天性黑色素细胞痣 94
纤维性丘疹 80

线状IgA皮病 28
线状汗孔角化症 30
线状苔藓 34
血管病 44
血管角化瘤 82
血管纤维瘤 80
血管炎 44
寻常型天疱疮 26,28
寻常疣 12
蕈样肉芽肿 48

Y
芽生菌病 20
药物导致的血管炎 44
伊藤痣 88
移植物抗宿主病 32
银屑病 36
银屑病样皮炎 36
隐球菌病 20
硬化性苔藓 34
疣状表皮发育不良 64
疣状角化不良瘤 26
原发性皮肤边缘区淋巴瘤 48
原发性皮肤滤泡中心淋巴瘤 48
原发性皮肤弥漫性大B细胞淋巴瘤 48
原位恶性黑色素瘤 62
原位鳞状细胞癌 62
圆柱瘤 74

Z
增殖型天疱疮 26
肢端螺旋瘤 74
肢端痣 98
蜘蛛叮咬 10
脂溢性角化症 62
中毒性表皮坏死松解症 32
着色真菌病 20